A W Friedrich · Ba Duan Jin

八段錦

Andreas W Friedrich

Ba Duan Jin

Die Acht Edlen Übungen

Praktisches Übungshandbuch

P. Kirchheim

Damit die Übungen ihre positiven und wohltuenden Wirkungen auf Körper und Geist entfalten können, sollten sie maßvoll und gemäß den dargelegten Prinzipien ausgeführt werden.
Für etwaige negative Folgen, die sich aus einem übermäßigen oder dem eigenen Körper nicht angemessenen Üben ergeben könnten, übernehmen der Autor und der Verleger keine Verantwortung.

Gesamtgestaltung: Studio Haak, München
Druck und Bindung: Wiener Verlag Himberg/Österreich

Printed in Austria
ISBN 3 – 87410 – 061 – 8

Inhalt

Widmung

Dieses kleine Buch sei dem rechtschaffenen und weisen Marschall *Yüe Fei* gewidmet, in der lebhaften Hoffnung, daß er die hier dargelegten Acht Edlen Übungen immer noch als die seinen erkennt und die vorliegenden Varianten sein Wohlgefallen finden.

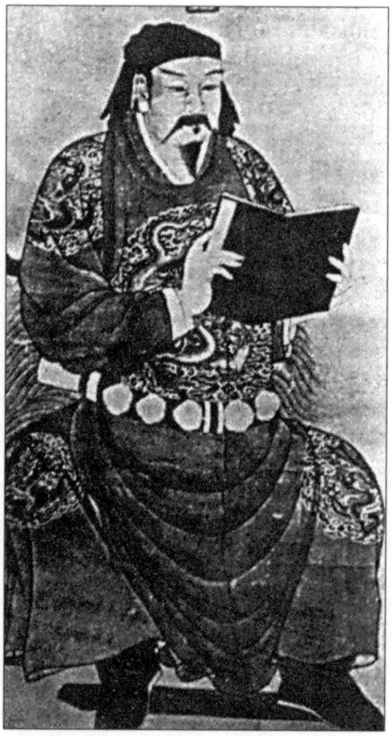

"So will ich Mann und Weib:
... beide ... tanztüchtig mit Kopf und Beinen.
Und verloren sei der Tag, wo nicht einmal getanzt wurde!
Und falsch heisse ich jede Wahrheit,
bei der es nicht ein Gelächter gab! "
(Friedrich Nietzsche: Also sprach Zarathustra)

"Man versteht eine Bewegung, indem man den Tanz mitmacht"
(Michel de Certeau: Die Kunst des Handelns)

DANKSAGUNGEN

Vorab sei dem Marschall *Yüe Fei* gedankt, der die ACHT EDLEN ÜBUNGEN zusammengestellt hat.
Mein besonderer Dank gilt dem Freund *Patrik* M. *Demont*, von dem ich die Brokatübungen lernte und mit dem ich lange Zeit sehr intensiv übte. Ferner danke ich *Wolfgang Höhn* und *Ping Liong Tjoa*, die mich behutsam und genau korrigierten. Von *Josefine Zöller* erfuhr ich eine interessante Variante und lernte, daß die ACHT EDLEN ÜBUNGEN bis ins hohe Alter praktiziert werden können.
Speziell sei Dank gesagt meinem Freund *Cay-Holger Stoll* für seinen Rat und seine unermüdliche Hilfe beim Umgang mit dem Computer, ohne den dieses Buch nicht so leicht und schnell erschienen wäre, *Chümin Chen* für die Kalligraphie, *Rolf Piepenbrink* für das Beschaffen von Literatur-Quellen, *Susanne Lauda*, *Erik Altmann* und *Thomas Niehaus* für ihre konstruktiven Textvorschläge, *Diethild Starkmeth* für den Austausch beim Üben und Unterrichten, *André Karger* für sein überaus kritisches, aber von unserer Freundschaft geprägtes Korrekturlesen, sowie dem Verleger *Peter Kirchheim*, der an meinem TAI CHI CHUAN INSTITUT seit längerer Zeit *Tai Chi Chuan* und *Ba Duan Jin* lernt und somit auf ideale Weise mit der "Materie" dieses Buches umzugehen weiß.
Nicht zuletzt empfinde ich tiefe Dankbarkeit all meinen Schülern, Assistenten und Freunden gegenüber für die gemeinsam gemachten Erfahrungen auf diesem Wege des *Qi Gong* und für die zahlreichen Augenblicke des "rückhaltlosen und verschwenderischen daoistischen Lachens".
Auch sei ausdrücklich hingewiesen auf das Buch von Dr. *Yang Jwing-Ming* "The Eight Pieces of Brocade", dem ich viele kategoriale Bestimmungen zur allgemeinen Theorie des *Qi Gong* verdanke.
Zum Schluß denke ich dankbar an meinen Leib, der alle Lebensweisheiten in sich birgt und auch oft verbirgt, weil "ich" ihn nicht immer lasse. Möge er mir auch künftig den Weg weisen zu Bewegung und Wandlung, die aus der Ruhe geschehen.

Vorwort

DIE ACHT EDLEN ÜBUNGEN sind eine Folge von heilgymnastischen Übungen, die nicht nur der körperlichen, sondern auch der seelischen und geistigen Gesundheit dienen. Sie stammen aus dem chinesischen Kulturkreis und haben eine acht Jahrhunderte alte Tradition. Wörtlich aus dem Chinesischen übersetzt, bedeutet *Ba Duan Jin* "Acht Stücke Brokat". In der Literatur finden sich viele unterschiedliche Bezeichnungen wie "Die Acht Seidenweberübungen", "Die Acht Schatzstücke", "Die Acht Eleganten Übungen" oder "Die Acht Brokate". Durch die Jahrhunderte bis auf den heutigen Tag werden die "Brokatübungen" als so wertvoll und kostbar angesehen wie das seidene Brokatgewand des Kaisers. Nicht nur in China, sondern auch in vielen anderen Teilen der Welt, wird der Übungszyklus unabhängig von Alter, Herkunft und vom weltanschaulichen oder religiösen Hintergrund in unterschiedlichen Varianten praktiziert und lebendig erhalten.

Anlaß zu diesem Buch gab im Sommer 1993 die Produktion *Ba Duan Jin* im Rahmen der TV- Serie "Tele-Gym", die mit Unterstützung des Bayerischen Rundfunks und der Barmer Ersatzkasse entstanden ist. Durch die Ausarbeitung des Konzeptes beschäftigte ich mich noch intensiver mit dem Übungszyklus, den ich als Lehrer der chinesischen Bewegungskunst *Tai Chi Chuan* seit 1986 unterrichte. Gerade dem Anfänger bieten DIE ACHT EDLEN ÜBUNGEN nach meinen Erfahrungen einen idealen Einstieg in das *Qi Gong*, die chinesische ganzheitliche Lehre vom Umgang mit der "Lebensenergie". Dafür sprechen folgende Gründe:

- Die Übungen sind leicht verständlich und können in relativ kurzer Zeit erlernt werden.
- Bei regelmäßigem Üben ergeben sich oft schon nach wenigen Wochen spürbare, die körperliche und psychische Gesundheit verbessernde Wirkungen.
- Die Übungen können auch von Kranken, Genesenden und Älteren ausgeführt werden. Jüngere können die Übungen in sehr breiter und tiefer Stellung praktizieren und häufiger wiederholen, um sich zu kräftigen.
- Mit den Prinzipien des *Qi Gong* können die Übungen immer mehr verfeinert und vertieft werden, so daß sie ein guter Ausgangspunkt sind, um zu komplexeren Übungssystemen wie zum Beispiel dem *Tai Chi Chuan* fortzuschreiten.
- Da für die Übungen keinerlei Hilfsmittel benötigt werden, können sie zu einem wertvollen Bestandteil des Alltags werden. Durch die beständige Wiederholung der "edlen" Übungen ist ihr Wert und ihre Kostbarkeit als eine Art "Schatz" erfahrbar.

Allgemeine Einführung

Der Ursprung der ACHT EDLEN ÜBUNGEN liegt wahrscheinlich im sechsten Jahrhundert im "*Yi Jin Ying*". Diese "Abhandlung über die Entwicklung der Muskulatur" wurde von dem buddhistischen Mönch *Da Mo* verfaßt, der besser bekannt ist unter seinem indischen Namen *Bodhidharma*. Aus diesen Übungen, die vermutlich zur Übungspraxis im *Shaolin*-Kloster zählten, machte in der *Sung* Dynastie im zwölften Jahrhundert der rechtschaffene und weise Marschall *Yüe Fei* (1103 bis 1142) zunächst zwölf "Brokatstücke", um das körperliche und seelische Wohl seiner Soldaten zu fördern. Durch eine weitere Abwandlung soll *Yüe Fei* die uns überlieferten acht, in diesem Buch als "edel" bezeichneten Übungen zusammengestellt haben. Heute unterscheidet man acht Übungen im Stehen von acht oder zwölf nicht so verbreiteten Übungen im Sitzen, die als zwei selbständige Übungsfolgen praktiziert werden.

Die im folgenden vorgestellten acht Übungen im Stehen gehören zum Gesamtsystem des über 4000 Übungen umfassenden *Qi Gong*.
Qi wird in der chinesischen Weltanschauung und ihrem Medizinverständnis aufgefaßt als "energetischer Feinstoff" oder im weitesten Sinne als "Energie". *Qi* wirkt überall, im Kosmos als "Himmels-*Qi*", auf der Erde als "Erd-*Qi*" und im Menschen als "Menschen-*Qi*".
Qi bestimmt das kosmische, irdische und menschliche Sein, Werden und Vergehen und ist Ursprung und Quelle von Ruhe und jeglicher Bewegung. *Gong* bedeutet Weg, Arbeit oder Aufwand, Methode und Zeit, die man benötigt, um eine Übung mit Leib und Seele zu lernen. *Qi Gong* ist eine ganzheitliche Methode, die das *Qi* im Menschen mit dem Himmels- und Erd-*Qi* harmonisieren kann. Dies geschieht mit äußeren und inneren Bewegungen, also mit den sichtbaren Muskelbewegungen und mit den unsichtbaren Bewegungen der Vorstellungskraft/*Yi*. Man unterscheidet hierzu zwei Arten von Übungen:

- von außen nach innen wirkende Übungen des "äußeren Elixiers"/ *Wai Dan*;
- von innen nach außen wirkende Übungen des "inneren Elixiers"/ *Nei Dan*.

Dieser Sprachgebrauch geht ursprünglich auf die Vorstellungen einer alchimistischen Umwandlung von Substanzen zurück und wurde dann auf körperliche Prozesse übertragen. Nach daoistischer Auffassung gibt es drei "Felder des Elixiers"/*Dan Tien*, die zwar anatomisch nicht aufweisbar, aber deutlich zu spüren sind. Das obere *Dan Tien* liegt zwischen den Augenbrauen, das mittlere im Brustbereich und das untere etwa eine Handbreit unterhalb des Nabels im Inneren des Unterbauches. Diese "Energiefelder" werden als eine Art Speicher angesehen, und somit gibt es im Rahmen der Gesunderhaltung und allgemeinen Vitalisierung ein Bestreben, das *Qi* dort zu sammeln.

Im *Wai Dan Qi Gong* überwiegen physische, muskuläre Bewegungen, die das *Qi* zunächst in Armen und Beinen aktivieren. Erst dann vermag das *Qi* in den unteren Bauchbereich zu fließen, zum unteren "Zinnoberfeld" und zu den Organen.
Übungen des *Nei Dan Qi Gong* werden überwiegend in Ruhe und ohne muskuläre Anspannungen ausgeführt. Mit Hilfe der Vorstellungskraft wird dabei das gesammelte *Qi* in bestimmte Bereiche geleitet, gemäß dem Satz "wo Yi, da *Qi*".
So überwiegt in den drei bekanntesten "weichen und inneren" Selbstverteidigungskünsten Chinas *Tai Chi Chuan*, *Ba Gua Zhang* und *Hsing Yi Chuan* trotz äußerer, sichtbarer Bewegungen der Anteil des "inneren Elixiers". Die ACHT EDLEN ÜBUNGEN werden gemeinhin mehr zur Kategorie des "äußeren Elixiers" gerechnet. Bei einigen Übungen gibt es jedoch einen sehr ausgeprägten inneren, von der Vorstellungskraft/*Yi* bestimmten Aspekt.
Durch äußere schädliche Einwirkungen, die, vereinfacht gesagt, zu "Stress" führen und innere Disharmonien verursachen können, vermag der menschliche Organismus einen Mangel oder ein Übermaß an "Energie" nicht immer auszugleichen. Dadurch werden die beiden universalen Urkräfte *Yin* und *Yang* in ihrem Gleichgewicht gestört. Das regelmäßige Üben von *Qi Gong* kann wieder einen Ausgleich schaffen durch einen ständigen Wechsel der polaren Kräfte von *Yin* und *Yang*, von Einatmen und Ausatmen, von Loslassen und Anspannen, von Ruhe und Bewegung. Ein ausgeglichener Energiehaushalt ist nur möglich, wenn die "Meridiane", die Energiebahnen im menschlichen Körper, frei von Blockaden und somit durchlässig sind. Ein durch die Übungen stark und ruhig fließendes *Qi* kann das allgemeine Wohlbefinden steigern, vermag die physische und psychische Gesundheit wiederherzustellen oder zu erhalten und soll sogar den Alterungsprozeß verlangsamen.

Um den Ort der ACHT EDLEN ÜBUNGEN als eine einfache und leicht zu erlernende Form im Gesamtsystem des *Qi Gong* näher zu bestimmen, kann man fünf Unterscheidungen treffen. *Qi Gong* Übungen dienen:
- der Gesunderhaltung und Vorbeugung,
- der Heilung von Krankheiten und der Unterstützung des Genesungsprozesses,
- der Selbstverteidigung,
- der Lebensverlängerung,
- der geistigen oder spirituellen Entwicklung.

In den ACHT EDLEN ÜBUNGEN finden sich wohl alle genannten Aspekte, wobei eine Betonung auf der Gesunderhaltung und Vorbeugung von Krankheiten in Hinblick auf eine gewünschte Lebensverlängerung liegt. Allgemein ist die Wirkung der ACHT EDLEN ÜBUNGEN in einer behutsamen Kräftigung der Muskeln, Sehnen, Knochen und Gelenke zu sehen.

Herz und Kreislauf sowie die Atmung sollen gestärkt, das Verdauungssystem angeregt und das Nervensystem beruhigt werden.

Bei der Ausführung der Übungen ist es vor allem wichtig, die *Qi Gong* Prinzipien zu berücksichtigen. Gemeint sind die nachfolgend genannten fünf Harmonisierungen:

- des Körpers, der sich entspannen, zentrieren, ausbalancieren und verwurzeln kann;
- des Atems, der sanft, fein, tief, ruhig und lang wird, aber natürlich und ohne Mühe wie von selbst zu gehen und wieder zu kommen vermag;
- der Vorstellungskraft/*Yi*, die ruhig, klar und gelassen werden soll, um die Führung des *Qi* zu übernehmen;
- des *Qi*, das ungehindert, ausgeglichen, kräftig und harmonisch fließen kann;
- des Geistes/ *Shen*, der sich nur aus einem unbeschwerten und friedvollen *Yi* entwickeln kann und seine Basis in einem starken Willen, in Geduld und nicht nachlassender Ausdauer hat.

Die in diesem Buch in Text und Foto dargelegte "Variante" der ACHT EDLEN ÜBUNGEN dürfte auf die mutmaßliche Urfassung von Marschall *Yüe Fei* zurückgehen. Das Original gibt es nicht mehr. Und kein Video zeigt, wie *Yüe Fei* die Übungen ausführte. Im Laufe der letzten acht Jahrhunderte hat sich eine Vielzahl von Varianten der im Strome der Zeit verschollenen Urfassung gebildet. Dieser Reichtum an Varianten sollte uns "Spätlinge" aber nicht beunruhigen oder verwirren. Da es keine historische und tradierbare "Authentizität" geben kann, schwinden alle Vorurteile über "richtig und falsch" dahin. "Wahr" bleibt aber nach wie vor, gemäß den Prinzipien und Grundsätzen zu üben und sich an der Vielfalt und der steten Wandlung zu freuen.

Praktische Übungshinweise

Bevor Sie sich mit dem Zyklus der ACHT EDLEN ÜBUNGEN vertraut machen, lesen Sie bitte diese Praktischen Übungshinweise. Im Verlaufe des Übens werden Sie merken, daß Sie die in der Allgemeinen Einleitung beschriebenen Grundsätze und Prinzipien des *Qi Gong* allmählich konkret erfahren und immer mehr umsetzen können. Gewinnen Sie daher in aller Ruhe zunächst innere Klarheit über Ihre Situation und Befindlichkeit und über Ihre Wünsche sowie die feste Absicht, Ihre Ziele zu verwirklichen.
Schaffen Sie dann geeignete Bedingungen und gute Voraussetzungen für das Üben:

Die Kleidung sollte der Witterung angepaßt sein und vor allem größtmögliche Bewegungsfreiheit lassen. Nur sofern man sich in ihr rundum wohlfühlt, daß heißt nicht nur leiblich, sondern auch psychisch, vermag man sich ganz auf die Übungen zu konzentrieren.
Außerdem sollte unmittelbar vor und nach dem Üben nichts schwer Verdauliches zu sich genommmen werden. Aber auch Hunger oder Durstgefühle sind zu vermeiden, da sie beim Ausführen der Übungen ablenken. Auf eisgekühlte Getränke und eine kalte Dusche danach gilt es ebenso zu verzichten.
Wenn man auf seinen Leib hört, werden die Übergänge von einer Übung zur nächsten sowie das Anfangen und Abschließen sehr bewußt, langsam und fließend, wodurch Übertreibungen und Abruptheiten vermieden werden. Dazu gehört auch, sich nicht von irgendwelchen Geräuschen ablenken oder gar erschrecken zu lassen. Falls sich beispielsweise doch einmal ein Unwohlsein oder ein Schwindelgefühl einstellt, bleibt man ruhig und gelassen und gönnt sich eine Pause. Generell sollte man sich beim Üben nicht übermäßig anstrengen und den sogenannten Muskelkater vermeiden, indem man die Übungsintensität nur ganz allmählich und kontinuierlich steigert. Idealerweise übt man in frischer Luft oder bei geöffneten Fenstern, wobei Wind und Zugluft sowie Nebel zu vermeiden sind.

Wichtige Voraussetzungen und Bedingungen sind die bewußte Wahl eines geeigneten Ortes und der angemessenen Zeit. Da man wenig Platz benötigt, kann *Ba Duan Jin* nahezu überall ausgeführt werden. Das Finden eines "Ortes der Ruhe" vermag positiv zu stimmen und verstärkt dadurch die Wirkung der Übungen.
Als beste Übungszeit für die ACHT EDLEN ÜBUNGEN wird der frühe Morgen bis zum Mittag angesehen. Das hat mit der Einteilung der Tageszeiten entsprechend der chinesischen Auffassung von *Yin*- und *Yang*-Phasen zu tun. Jeder muß selbst ein Gefühl dafür entwickeln, ob einzelne Übungen oder die gesamte Übungsabfolge eher beruhigen und damit einen tiefen Schlaf fördern oder anregen und dadurch wach und frisch machen. Entscheidend bleibt, daß man den eigenen Gegebenheiten entsprechend übt.

Bevor man mit den Übungen beginnt, ist es empfehlenswert, einen Augenblick ruhig dazustehen, um sich zu sammeln und einzustimmen. Wie von einem unbeteiligten Zuschauer wird die momentane Situation und Befindlichkeit möglichst wertfrei registriert. Dann versucht man sich zu entspannen, um den *Qi Gong*-Zustand von völliger körperlicher, seelischer und geistiger Gelöstheit zu erreichen. Ein solcher ganzheitlicher Zustand von tiefer Ruhe und großer Klarheit ist eine Grundbedingung für alle *Qi Gong* Übungen. Man braucht Geduld und Ausdauer, denn dieser Zustand kann weder erzwungen werden, noch stellt er sich plötzlich oder über Nacht wie von selbst ein. Der *Qi Gong*-Zustand wird durch ein freudiges und stetes Üben erreicht.

Es ist wesentlich, sich auf die Übungen wirklich einzulassen und sich Zeit dafür zu schenken.
Üben Sie Schritt für Schritt und machen Sie die Bewegungen möglichst genau, sehr langsam und so oft, bis sie Ihnen vertraut geworden sind. Sofern bei einer Übung eine Variante angegeben ist, probieren Sie diese erst, nachdem Sie die Grundversion mühelos beherrschen.
Beim Lernen einer Übung gehen Sie von außen nach innen, das heißt, imitieren Sie zunächst die Übungen möglichst genau, aber Ihrem eigenen Vermögen angepaßt, nach der Beschreibung und den Fotos, eventuell vor einem Spiegel oder mit Hilfe eines Partners. Dabei kommt und geht der Atem ganz natürlich. Erst wenn Sie mit den äußeren Bewegungen vertrauter sind, koordinieren Sie sie behutsam mit dem Atem. Sobald der Atem mit den äußeren Bewegungen harmoniert, werden Sie immer mehr Zusammenhänge entdecken und mehr über die Energieverläufe in Ihrem Körper erfahren. Nachdem Sie alle acht Übungen gelernt haben, erleben Sie diese als eine ganzheitliche Bewegungsabfolge und wiederholen, innerhalb des gesamten Zyklus, jede Übung mindestens vier- oder achtmal.

Schließen Sie nach einer Übung ruhig die Augen, da dies anfangs beim Nachfühlen der Wirkungen hilft. Es ist empfehlenswert, die Bewegungen in der Vorstellung zu wiederholen, sie also noch einmal vor Ihrem inneren Auge ablaufen zu lassen. Dieses geistige Üben schult und differenziert die Vorstellungskraft/*Yi* und ist ein Bestandteil jeglicher *Qi Gong* Übung.

Die im praktischen Teil beschriebene Übung *Song & Jing* gehört nicht zu den ACHT EDLEN ÜBUNGEN. Übersetzt bedeutet sie soviel wie "locker und ruhig". Sie dient am Anfang als *Jie Gong* der Gewinnung von Ruhe und Konzentration. Am Ende und zum Abschluß des Übens hilft *Song & Jing* als *Shou Gong* dem klaren und friedvollen Einsammeln des vermehrten *Qi* im unteren *Dan Tien*.

Bitte beachten:

- *Die Einatemphasen sind in der nachfolgenden Beschreibung der Übungen kursiv gedruckt,*
- die Ausatemphasen in Normalschrift.

兩手托天理三焦

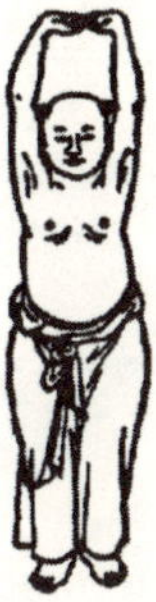

1

左右開弓似射雕

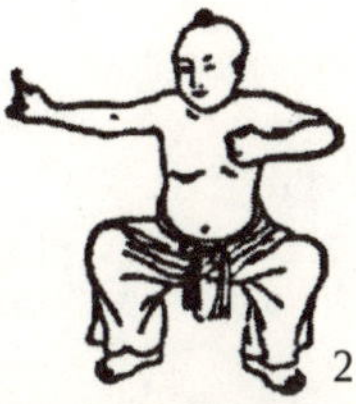

2

調理脾胃須單舉

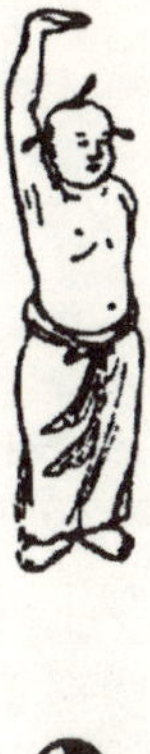

3

五勞七傷往後瞧

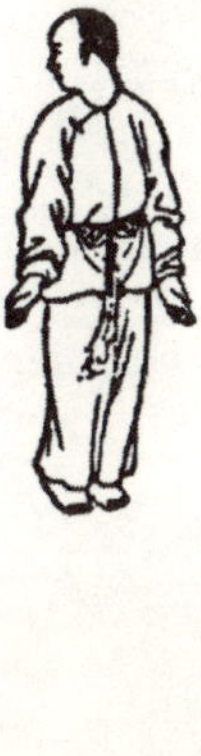

4

搖頭擺尾去心火

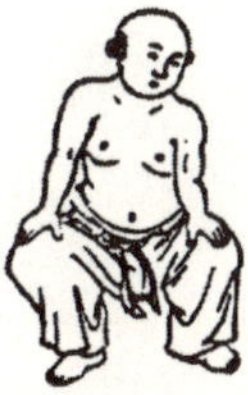

5

兩手攀足固腎腰

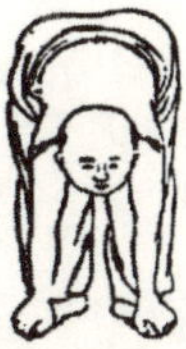

6

攢拳怒目增氣力

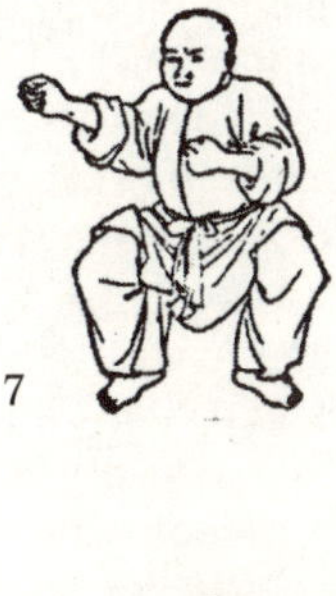

7

背後七顛百病消

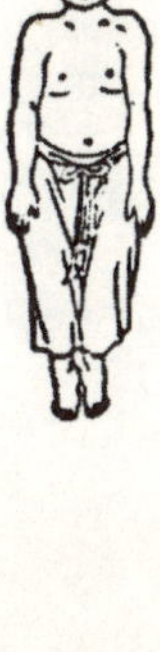

8

Vorbereitung

Ruhig stehen

Bevor Sie den Übungszyklus der Acht Brokate beginnen, bereiten Sie sich vor und stimmen sich ein, indem Sie in die Ruhe eintreten, sich vollkommen entspannen und den *Qi Gong* Zustand erreichen. Stehen Sie in der Grundposition schulterbreit mit den Innenseiten der Füße parallel zueinander. Lassen Sie alle Anspannungen in Körper, Seele und Geist los. Dabei zeigt das Gesicht ein entspanntes "inneres" Lächeln. Sie können die Augen schließen, oder gleichmütig, ohne sich irgendwo zu fixieren, ins Weite schauen. Versuchen Sie Ihre Stirn zu glätten, vor allem den Bereich zwischen den Augenbrauen, um das obere *Dan Tien* zu "öffnen".
Fühlen Sie das Gewicht auf den Fersen, wobei die ganze Fußsohle samt Ballen und Zehen den Boden berührt. Die Beine sind "locker gestreckt", das heißt, die Kniekehlen sind entspannt und die Kniescheiben bewegen sich ganz leicht nach außen.
Die Wirbel "wachsen" aus dem Kreuzbein wie eine elastische und bewegliche, aber sich selbst tragende Säule nach oben, und der gesamte Rücken, vom Steiß bis zum Scheitelpunkt/*Bai Hui*, vermag sich aufzurichten.
Wenn Sie sich am höchsten Punkt Ihres Kopfes einen Faden vorstellen, der Sie mit dem Himmel verbindet, dann können Sie an ihm die Wirbelsäule locker und entspannt hängen lassen, mit den Wirbeln wie Perlen an einer Schnur. Oder Sie haben die Vorstellung, etwas auf dem Kopf zu balancieren oder "den Himmel zu stützen", wobei Sie leicht mit dem Scheitel nach oben drücken. Diese verschiedenen Vorstellungsbilder helfen, die Halswirbel auf sanfte Weise zu dehnen und die Schultern zu lösen.
Ohne die Schultern zu heben, führen Sie die Hände vor dem Unterbauch zusammen mit den Handflächen zum Himmel, so daß die Daumen sich berühren und horizontal nach vorn zeigen. Um die Arme zu "runden", öffnen Sie die Ellenbogen, indem Sie sie etwas vom Rumpf weg zur Seite und ein wenig nach vorn bewegen. Sie können sich dabei zwei Luftkissen unter Ihren Achseln vorstellen, auf denen Ihre Arme ruhen. Die Finger liegen im 90° Winkel flach übereinander und weisen zum unteren *Dan Tien*, etwa eine Handbreit unterhalb des Nabels.
Das ruhige Stehen mit dieser Armhaltung bewirkt, ähnlich wie die Grundhaltung in der Daoistischen Meditation, ein Sich-Sammeln und -Konzentrieren in unserer Mitte, verstärkt die wache aber gelassene Aufmerksamkeit und belebt die Meridiane in den Armen.

Jie Gong: SONG & JING

Ausgangsstellung

Lösen Sie nun Ihre Hände vom *Dan Tien* und lassen Sie Ihre Arme einen Augenblick entspannt hängen.

Ausführung

Lassen Sie die Arme langsam und wie von selbst seitlich hochsteigen, bis sich die Hände auf Schulterhöhe befinden. Die Handflächen zeigen zur Erde, die Ellenbogen bleiben etwas geöffnet (Foto O. 1).

Auf Schulterhöhe drehen Sie die Handflächen sanft zum Himmel, wobei die Arme unverändert gerundet bleiben und Schultern und Nacken entspannen.

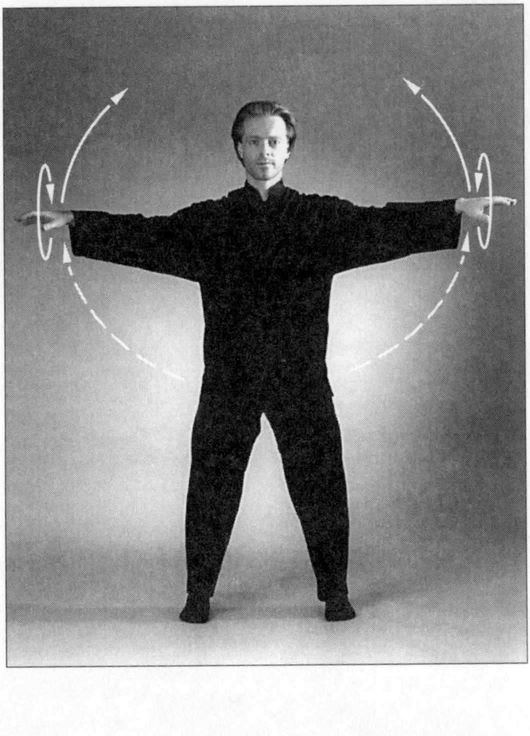

O.1

Die Arme steigen dann weiter bis über den Kopf (Foto O.2).
Dort bewegen sich die Finger ohne sich zu berühren aufeinander zu. Die Hände sinken mit den Handflächen zur Erde vor der Mittellinie des Körpers hinunter bis zum *Dan Tien* (Foto O.3).

Beachten

- Beim Heben der Arme denken Sie "locker" und vermeiden zuviel Aktivität; lassen Sie die Bewegung vielmehr mit so wenig Muskelaufwand wie möglich geschehen, und entspannen Sie Gesicht, Schultern, Arme und den Bauchbereich;
- beim Senken der Arme sagen Sie sich "ruhig" und sammeln die Aufmerksamkeit in Ihrem Zentrum, im *Dan Tien*;
- wiederholen Sie die Übung mindestens dreimal.

Nun sind Sie bereit für die erste Edle Übung.

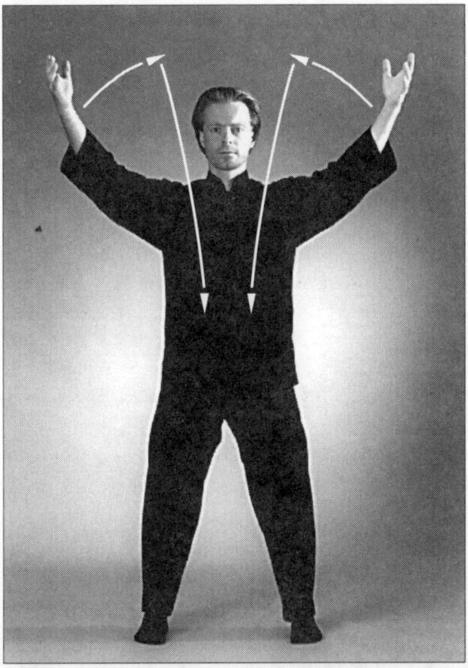

O.2

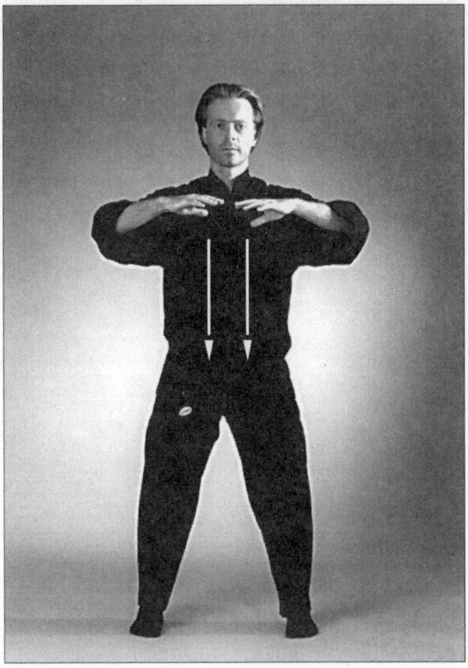

O.3

Kien, das Schöpferische, der Himmel
I *Ging*: Hexagramm 1
Körperteil: Kopf

I. Mit beiden Händen den Himmel stützen, um den dreifachen Erwärmer zu regulieren

Ausgangsstellung

Stehen Sie schulterbreit, die Innenseiten der Füße parallel. Beugen Sie leicht die Knie, so daß sich diese im Lot über dem dritten Zeh befinden. In dieser Stellung sitzt man gleichsam auf einem Ball und spürt das Körpergewicht mehr auf den Außenkanten der Füße. Stellen Sie sich vor, ein Gewicht hängt am Ende Ihres Steißbeines und zieht es sanft nach unten. Dadurch vermag das Becken nach vorne zu kippen und die Lendenwirbel können sich aushängen. Lassen Sie die Gesäßmuskeln entspannt und versuchen Sie, Ihre Leisten zu öffnen. Damit sich die Wirbel wie eine Säule gerade nach oben aufrichten können, achten Sie stets darauf, Ihre Hüftgelenke auf gleicher Höhe zu halten. Die Wirbelsäule richtet sich dann vom Steißbein her nach oben auf. Spüren Sie gleichzeitig Ihre Fersen und den *Bai Hui*. Legen Sie die Hände vor dem *Dan Tien* übereinander, mit den Handflächen zum Himmel, so daß sich die Daumen berühren und nach vorne zeigen. Atmen Sie vor Beginn der Übung aus.

Ausführung

Heben Sie langsam die Hände bis auf Brusthöhe mit den Handflächen zum Himmel, wobei die Ellenbogen "geöffnet" sind, das heißt, sich weiter vom Rumpf entfernen (Foto I.1).
Drehen Sie die Hände auf der Stelle, bis die Handfllächen zur Erde zeigen, und senken Sie sie bis vor das untere *Dan Tien* (Foto I.2).

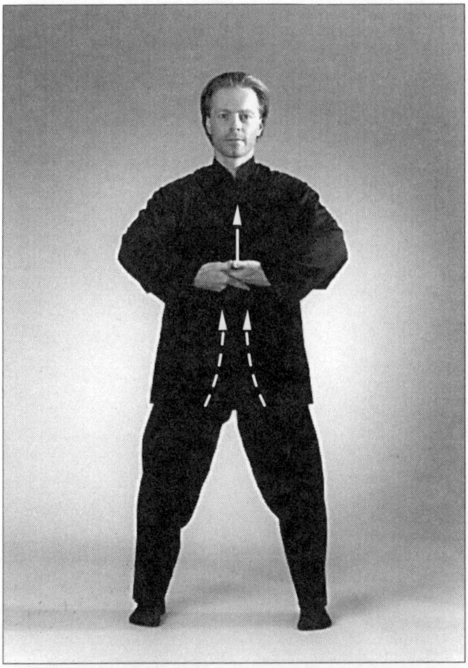

I.1

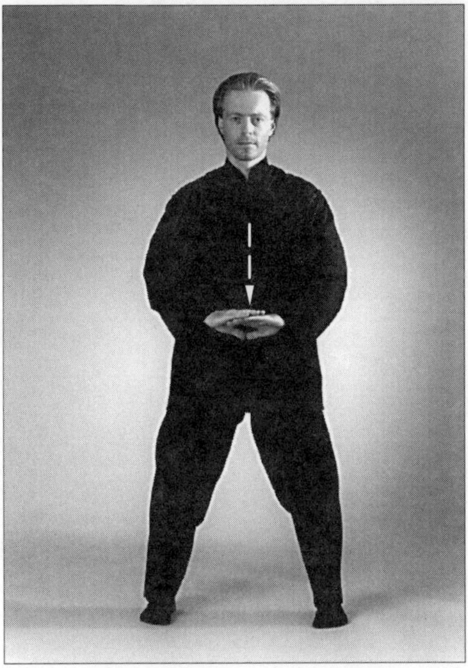

I.2

Führen Sie die gerundeten Arme vor dem Körper nach oben, mit den Handflächen nach außen, bis über den Kopf, so daß die Handflächen zum Himmel weisen. Während der Bewegung denken Sie an einen Ball zwischen Ihrem Rumpf und Ihren Handrücken, den Sie mit Ihren Armen umschließen (Foto I.3).
Strecken Sie langsam die Beine und erheben Sie sich auf die Zehen, um mit beiden Händen den Himmel zu stützen. Die Arme werden dabei nur ein wenig gedehnt (Foto I.4).

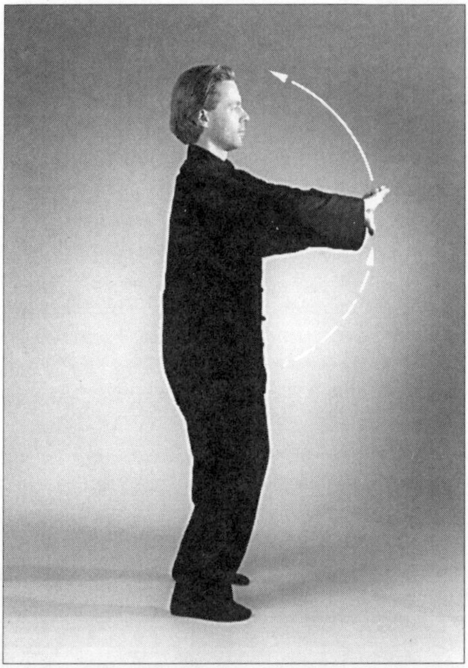

I.3

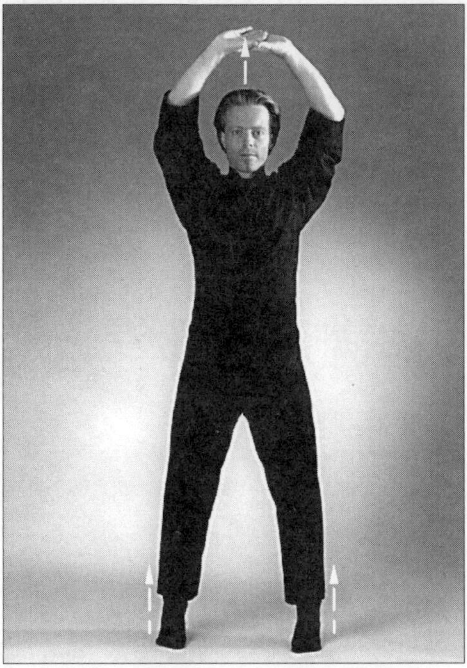

I.4

Kommen Sie dann langsam wieder auf die Fersen, die Beine bleiben locker gestreckt. Lassen Sie dabei die Arme sich etwas mehr runden und entspannen.
Neigen Sie den Rumpf behutsam nach links, wobei das Gewicht auf beiden Füßen gleichmäßig verteilt bleibt. Lassen Sie von der Hüfte her los. Dabei bleibt die Hüfte gerade stehen. Die Wirbelsäule neigt sich ohne Drehung zur Seite. Am Ende der Neigung spüren Sie Ihre rechte Ferse und einen Spannungsbogen bis zum *Bai Hui*. Mit der Neigung lassen Sie den Atem durch die leicht geöffneten Lippen ausströmen (Foto I.5).
Bringen Sie die Wirbelsäule mit dem langsam einströmenden Atem wieder in die Vertikale.
Führen Sie dieselbe Bewegung zur rechten Seite aus.
Kommen Sie dann wieder in die aufrechte Haltung und beugen die Knie über den dritten Zeh. Dabei wird das Becken nach vorn gekippt, wodurch die Wirbelsäule sich wieder geradet. Gleichzeitig stützen Sie ein zweites Mal mit beiden Händen und sich ein wenig dehnenden Armen den Himmel.
Um wieder in die Ausgangsstellung zu gelangen, führen Sie die Arme seitlich in einer großen Kreisbewegung mit den Handflächen zunächst nach außen und dann nach unten zeigend bis auf Brusthöhe (Foto I.6). Wenn die gerundeten Arme bis zur Hüfte gesunken sind, weisen die Handflächen zueinander und, vor dem unteren *Dan Tien*, wieder zum Himmel, um die Übung zu wiederholen.

Beachten

- Beim Heben der Arme die Schultern nicht hochziehen;
- während Sie sich nach links und rechts neigen, die Wirbelsäule nicht verdrehen;
- die Armhaltung während des sich Neigens nicht verändern; die Arme bleiben gerundet über dem Kopf;
- forcieren Sie nicht Ihren Atem; mit der Neigung nach links und rechts strömt er wie von selbst durch leicht geöffnete Lippen aus.

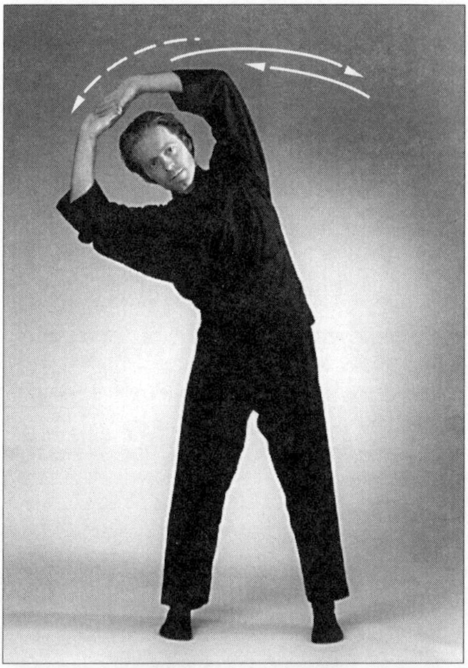

I.5

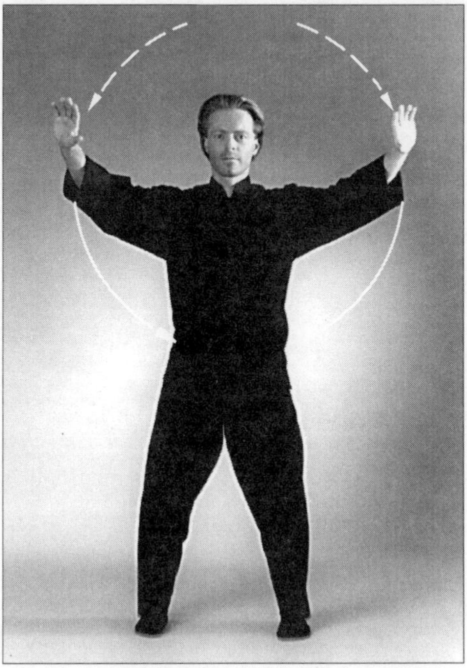

I.6

Vorstellungsbilder/*Yi*

Wenn Sie mit dem äußeren Ablauf vertraut sind und ohne Anstrengung die Bewegungen mit dem Atem koordinieren können, beginnen Sie verstärkt, mit Vorstellungsbildern zu üben.
Stellen Sie sich zum Beispiel einen schönen, aber schweren Stein vor, den sie hochstemmen. Oder sehen Sie sich beim Neigen nach links und rechts als Bambus, der sich im Winde biegt, aber unten, von den Hüften abwärts, mit seinen Wurzeln sicher geerdet ist.

Gesundheitlicher Aspekt

- Gemäß der traditionellen chinesischen Medizin wird der Funktionskreis des "dreifachen Erwärmers"/*San Jiao* reguliert; dies bezieht sich auf die drei Bereiche des Rumpfes:
  - den Unterbauch zwischen *Hui Yin* und Nabel: Sexualität und Ausscheidung/Nieren;
  - den mittleren Bereich zwischen Nabel und Zwerchfell: Verdauung/Magen und Milz;
  - den oberen Bereich über dem Zwerchfell: Atmung/Herz und Lunge;
- darüber hinaus werden Verspannungen in Schultern und Nacken gelöst und durch die seitliche Neigung wird die Wirbelsäule elastisch.

Varianten

Der Sinn der beiden nachfolgenden Varianten liegt in einem veränderten Atemrhythmus, in einer Betonung des Ausatmens, was zu einer vertieften Entspannung führen und noch mehr "verbrauchtes" *Qi* ausleiten kann.
1. Bei dem Neigen des Rumpfes nach links und rechts atmen Sie kontinuierlich und langsam aus, bis sich die Wirbelsäule nach der zweiten Neigung wieder aufgerichtet hat (Foto I.5).
2. Für Fortgeschrittene: Die Ausatemphase beginnt bereits, wenn Sie sich mit gestreckten Beinen auf die Zehen erheben (Foto I.4), und dauert, bis Sie sich wieder aufgerichtet haben, wie in der ersten Variante.

Gen, das Stillhalten, der Berg
I *Ging*: Hexagramm 52
Körperteil: Hände

II. Den Bogen nach links und rechts spannen, um auf den Adler zu zielen

Ausgangsstellung

Die zweite *Ba Duan Jin* Übung wird im sogenannten breiten Reiterstand/ *Ma Bu* ausgeführt. Sie stehen nach der ersten Übung schulterbreit, die Füße parallel, gerade nach vorn, und spüren das Gewicht auf den Fersen. Drehen Sie nun die Zehen 45° nach außen und holen dann die Fersen nach, so daß die Füße wieder parallel stehen. Wiederholen Sie dieses Aufdrehen ein zweites Mal.
Sinken Sie etwas in die Knie, die sich sanft mit einer Spiralbewegung nach außen öffnen, bis sie lotrecht über dem dritten Zeh stehen. Kippen Sie Ihr Becken nach vorn und lassen Sie die Lendenwirbel hängen. Die gesamte Wirbelsäule vom Steiß bis zum *Bai Hui* richtet sich wie von selbst auf. Die Arme hängen locker an den entspannten Schultern. Atmen Sie wieder vor dem Beginn der Übung ganz ruhig aus.

Ausführung

Heben Sie nun die Hände mit den Handflächen zur Erde vor dem Körper bis auf Brusthöhe, wobei die Ellenbogen sich mitheben und seitlich öffnen und die Finger zueinander weisen (Foto II.1).

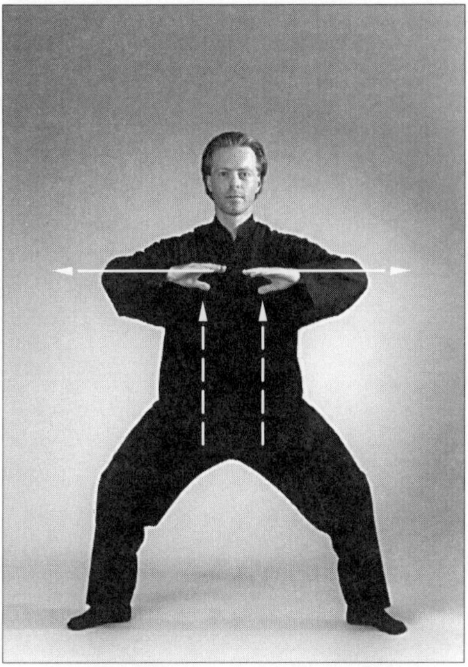

II.1

Bilden Sie mit den linken Fingern die sogenannte Pfeilhand, indem Sie den Daumen auf den Nagel den Ringfingers legen, der wiederum etwas auf dem kleinen Finger liegt; Zeige- und Mittelfinger sind gestreckt und berühren sich leicht (Foto II.2.1). Mit der rechten Hand bilden Sie eine sanft geschlossene sogenannte *Tai Chi* Faust, bei der der Daumen auf dem zweiten Gelenk des Zeigefingers liegt (Foto II.2.2).

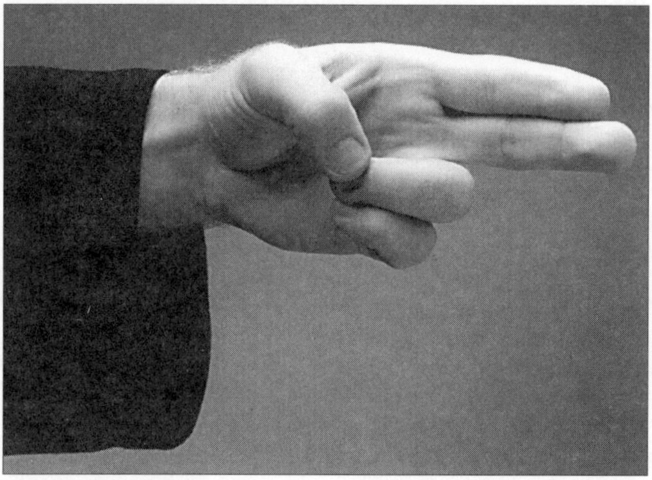

II.2.1

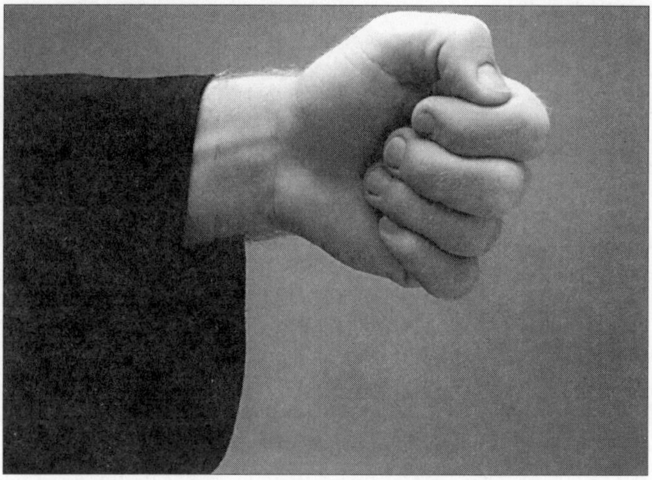

II.2.2

Nun spannen Sie den Bogen nach links, strecken den Arm mit der Pfeilhand waagerecht zur Seite, wobei der Ellbogen noch ein wenig gerundet bleibt. Die Finger zeigen zunächst nach oben und weisen am Ende der Bewegung horizontal zur Seite mit der Handkante nach unten.
Gleichzeitig ziehen Sie mit der rechten Faust und vom Ellbogen her wie an der Sehne eines Bogens; die Faustfläche zeigt in der Endposition zur Achsel, der Ellbogen auf Schulterhöhe zur Seite. Das Gewicht bleibt gleichmäßig auf beide Beine verteilt.
Die Augen folgen bei dieser Bewegung der Pfeilhand und schauen sehr ruhig und konzentriert ins Weite, als zielte man auf einen Vogel (Foto II.2).
Führen Sie dann die Pfeilhand wieder vor den Körper, wobei sie sich, ebenso wie die rechte Faust, wieder öffnet; beide Handflächen zeigen zur Erde (Foto II.1).
Senken Sie die Hände vor Ihrem Körper und lassen alle Spannungen aus Schultern und Armen weichen.
Spannen Sie nun den Bogen nach rechts.
Bei der Ausführung gilt das Bogenspannen nach links und rechts als eine Wiederholung.

Beachten

- Nicht die Schultern hochziehen;
- den Arm mit der Pfeilhand nicht ganz durchstrecken;
- die Handgelenke nicht abknicken;
- ziehen Sie die imaginäre Bogensehne mit der Faust ohne äußere Anstrengung.

Vorstellungsbilder/*Yi*

Beim Heben der Arme stellen Sie sich vor, daß das *Qi* von unten aufsteigt, von den *Yong Quan* Punkten an der Innen- und Rückseite der Beine zum *Wei Lü*, *Ming Men* und die Wirbesäule hinauf bis in beide Arme und Hände.
Wenn Sie den Bogen nach links und rechts spannen, stellen Sie sich die Sehne in der Faust zwischen dem anliegenden Daumen und dem zweiten Gelenk des Zeigefingers vor. Es heißt, die Faust sollte dabei so geschlossen werden, daß ein kleines Insekt weder zerdrückt würde, noch aus ihr entfliegen könnte. Die Bewegung der Pfeilhand erinnert an die Alltagsgeste des "Drohens", wenn man beispielsweise "Du, Du!" sagt, und dabei die Hand mit dem Zeigefinger vor und zurück bewegt.
Seien sie konzentriert und ruhig und spannen Sie nicht Ihre Armmuskulatur an; es handelt sich vielmehr um eine Sammlung des Geistes und Konzentration des *Yi*. Am Ende des Ausatmens, wenn Sie die Sehne voll durchgezogen haben, lassen Sie sich mit dem losschnellenden Pfeil ins Ziel tragen, um dann, *mit dem einströmenden Atem, wieder zu sich zurückzukehren.*
"Zielen" Sie mit den Augen und mit ihrer Vorstellungkraft ins Weite; schauen sie konzentriert, fokussierend, aufmerksam und "zielgerichtet" weit über die Finger hinaus.

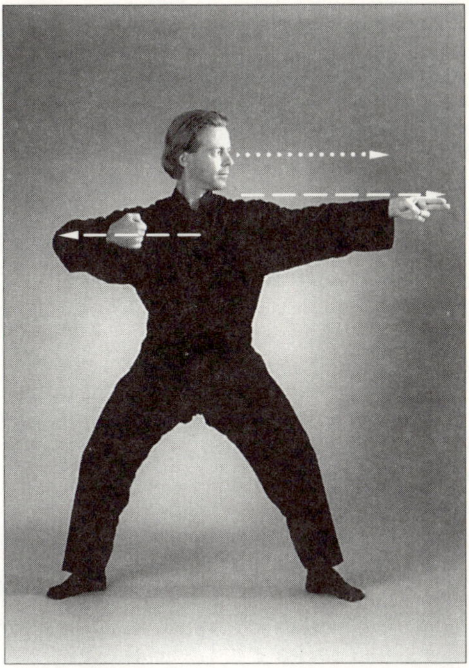

II.2

Gesundheitlicher Aspekt

- Die Beine, die Hüften und Nieren sowie der gesamte Brustbereich werden gestärkt;
- die Konzentrationsfähigkeit wird erhöht und durch regelmäßiges Üben wird eine tiefe innere Ruhe erreicht, was wiederum zu einem gesunden Schlaf verhilft.

Varianten

1. Statt der Pfeilhand bilden Sie mit nach oben gestreckten Mittel- und Zeigefinger ein "V", die Handfläche weist in Richtung des Zielens; schauen Sie wie durch eine Kimme auf das Ziel.
Diese Variante führt durch das abgeknickte Handgelenk zu mehr Spannung, die aber die Armmeridiane Dickdarm und Perikard beleben.
2. Statt der Pfeilhand strecken Sie den Zeigefinger nach oben und den Daumen in die Richtung der Ausgangsstellung nach vorn, wodurch das Tigermaul sich weit auftut; krümmen Sie nun noch den Mittel-, Ring- und kleinen Finger möglichst eng, als würden Sie eine Faust bilden und "spannen" den Arm in Zielrichtung. Vermeiden Sie in dieser Variante zu viel muskuläre Spannung.
3. Gehen Sie in die Ausgangsstellung, lassen Sie die Arme locker hängen und atmen Sie aus. *Mit dem Einatmen steigen sich sanft schließende Fäuste vor dem Körper bis etwas über Stirnhöhe nach oben, wobei die Arme gerundet bleiben.* Mit dem Ausatmen spannen Sie den Bogen und lassen die linke Hand mit der Kimme (vgl .Variante 1) nach links bis auf Schulterhöhe herunter, die rechte Faustfläche dreht zum Körper und zieht zurück, bis sie vor der Achsel steht. Gehen Sie in dieser Variante beim Bogenspannen und Zielen tiefer in die Knie und verlagern Sie das Gewicht ein wenig mehr auf das Bein, von dem Sie wegschauen.
4. Atemvariante: *Lassen Sie den Atem auch beim Bogenspannen einströmen* und lösen Sie alle Spannungen beim Abschnellen des Pfeiles, während Sie gleichzeitig ausatmen.
5. Varianten in der Übersetzung bzw. Betitelung der Übung: Statt auf den Adler wird oft auch auf die Wildgans, den Falken, den Geier oder allgemein auf einen Vogel gezielt.

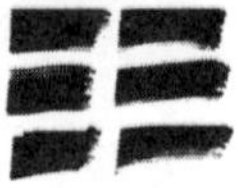

Kun, das Empfangende, die Erde
I *Ging*: Hexagramm 2
Körperteil: Bauch

III. Die Arme einzeln hochheben, den Himmel stützen und die Erde stemmen, um Milz und Magen zu stärken

Ausgangsstellung
Stehen Sie im schulterbreiten Stand, die Innenseiten der Füße parallel, gerade nach vorn, genau wie bei der ersten Übung. Sinken Sie ein wenig in die sich öffnenden Knie und richten Sie durch das sich aufrichtende Becken Ihre Lendenpartie gerade. Die Wirbelsäule vermag sich "auszuhängen" vom *Bai Hui*/Scheitelpunkt bis zum Steißbein.

Ausführung
Lassen Sie die Arme vor dem Körper bei völlig entspannten Schultern bis auf Brusthöhe hochsteigen; die Handflächen weisen zum Himmel, die Finger zueinander (Foto III.1).
Drehen Sie dann die linke Handkante nach oben, die rechte Handfläche nach unten. Gleichzeitig heben Sie den linken und senken den rechten Arm, als wenn Sie zur selben Zeit in einer sich ergänzenden Gegenbewegung etwas hoch- und runterdrücken, was zu einer leichten diagonalen Dehnung im Rücken führt. Die Ellenbogen beider Arme öffnen sich und die Arme bleiben gerundet (Foto III.2).
Senken Sie dann den linken Arm in einer Kreisbewegung seitlich bis auf Brusthöhe ab, der rechte Arm bleibt unverändert mit der Vorstellung, er drücke etwas nach unten.
Senken Sie den linken Arm weiter bis er sich auf gleicher Höhe mit dem rechten befindet.
Jetzt beginnt der Bewegungszyklus von neuem: Der rechte Arm stützt nun den Himmel, der linke stemmt die Erde.

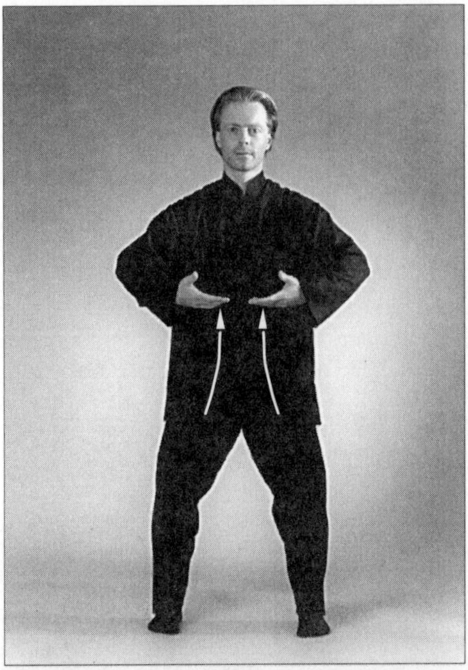

Ill.1

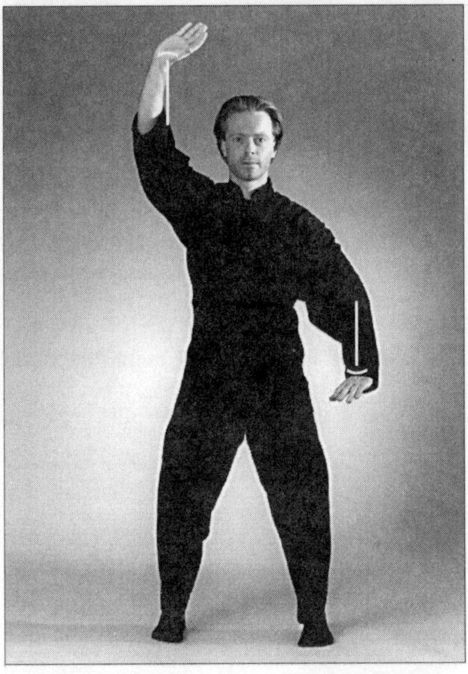

Ill.2

Beachten

- Während Sie nach oben und unten drücken, nicht die Arme durchstrecken; die Ellenbogen bleiben geöffnet;
- den Trapezmuskel des erhobenen Armes weder hochziehen noch anspannen;
- führen Sie diese dritte Brokatübung mit wenig Muskelkraft aus und beachten Sie die Vorstellungsbilder;
- den Kopf und den Rücken während der ganzen Übung gerade lassen.

Vorstellungsbilder/*Yi*

Wenn Sie nach oben drücken und den Himmel stützen, behalten Sie den Kontakt zum Boden; dabei hilft die Vorstellung, daß Sie gleichzeitig die Erde stemmen, also nach unten drücken. Wenn Sie das Gefühl haben, die Energie entweicht nach oben, dann verstärken Sie die Vorstellung des Nach-unten-Drückens. Stellen Sie sich vor, Sie sind während der ganzen Übung gut verwurzelt.

Gesundheitlicher Aspekt

- Die *Qi*-Zirkulation in Magen, Milz und Leber wird reguliert;
- Muskeln und Sehnen werden gestärkt.

Varianten

1. Diese nachfolgende Variante ergänzt die "öffnende" Stütz- und Stemmbewegung der Grundversion durch eine "schließende" Armbewegung, was eine andere Wirkung zur Folge hat:
Wenn Sie nach oben und unten drücken, strecken Sie die Arme ein wenig, so daß die Ellenbogen sich leicht mit einer "schließenden" Spiralbewegung an den Körper heranbewegen. In der Endstellung des Himmel-Stützens und Erde-Stemmens zeigen die Finger der unteren Hand nach vorn, die Finger der oberen Hand nach hinten und die Arme sind fast gestreckt. *Vor der seitlichen Abwärtsbewegung des oberen Armes öffnen Sie Ihren Ellbogen und drehen die Finger zum Kopf, wobei die Handfläche weiter nach oben zeigt. Dann führen Sie den Arm seitlich bis auf Brusthöhe hinunter; die Handfläche weist vom Körper weg.* Vollenden Sie die Kreisbewegung, indem Sie, wenn die Handfläche auf Hüfthöhe zur Erde zeigt, die Finger nach vorn drehen. Beide Hände befinden sich in gleicher Position und beginnen den Bewegungsablauf von Neuem.
2. Atemrhythmus: *Während Sie nach oben und unten drücken, atmen Sie ein.*

Dui, das Heitere, der See
I *Ging*: Hexagramm 58
Körperteil: Mund

IV. Nach hinten schauen, um die fünf Krankheiten und sieben Leiden hinter sich zu lassen

Ausgangsstellung
In der Ausgangsstellung stehen Sie schulterbreit, die Innenseiten der Füße parallel, und gehen ganz leicht in die Knie.

Ausführung
Lassen Sie Ihre Arme aus völlig entspannten Schultern nach unten hängen, und konzentrieren Sie sich zunächst nur auf die Bewegung des Kopfes. Der Brustbereich ist entspannt, aber aufrecht und wird von der geraden Wirbelsäule getragen. Spüren Sie die Nackenwirbel, die sich durch ein behutsames Herannehmen des Kinns dehnen, und fühlen Sie die Verbindung bis zum Scheitelpunkt.
Wenden Sie nun den Kopf sehr behutsam und langsam nach links und lassen dabei Ihren Blick horizontal "gleiten". Wenn der Kopf nicht mehr weiterzudrehen vermag, schauen die Augen noch weiter nach hinten.
Während dieses Zurückschauens bewahren Sie die gerade Linie Ihrer Wirbelsäule vom *Bai Hui* bis zum Steiß (Foto IV.3).
Die sanfte Dehnung im Nackenbereich löst sich, wenn der Kopf wieder nach vorne dreht, wobei die Augen gleichsam über die Dinge schweben, die Aufmerksamkeit also nirgendwo verweilt.
Dann wenden Sie den Kopf wie beschrieben zur anderen Seite.
Nach dem Wiedereinnehmen der Ausgangsstellung, Blick und Kopf nach vorn, beginnt die Übung von neuem. Das Drehen des Kopfes nach links und nach rechts gilt als eine Wiederholung.

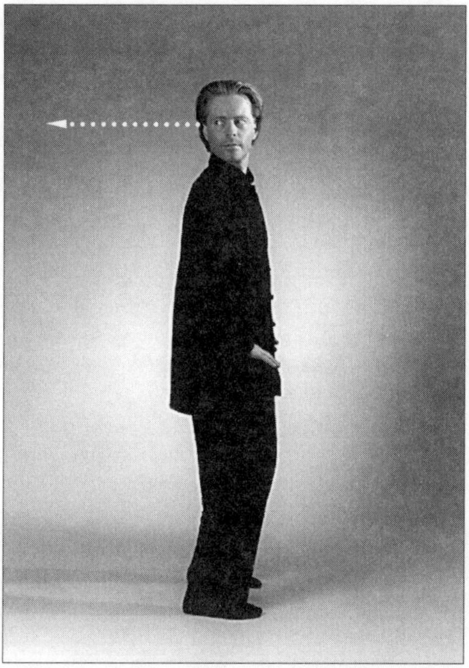

IV.3

Wenn Sie den äußeren Bewegungsablauf der Grundübung mühelos beherrschen, nehmen Sie die für diese Übung entscheidenden Vorstellungsbilder hinzu, und leiten mit Ihrer Aufmerksamkeit das *Qi* in folgende Bereiche:
Beim Ausatmen und Wenden des Kopfes nach links, konzentrieren Sie sich auf den *Yong Quan* Punkt des rechten Fußes. *Beim Einatmen denken Sie nichts.* Wenn Sie wieder ausatmen, schauen Sie nach rechts und sind mit Ihrer Aufmerksamkeit im linken *Yong Quan* Punkt.

Wenn Sie mit der Drehung des Kopfes, dem gleitenden Blick, und der *Yi*-Konzentration vertraut sind, variieren und erweitern Sie die Grundübung und sinken etwas mehr in die Knie. Legen Sie während des Drehens beide Handflächen auf die Nieren, mit den Daumen nach vorn und mit den Fingern nach unten und hinten.
Spüren Sie zu Beginn des Einatmens in die Nieren.
Beim Ausatmen konzentrieren Sie sich, genau wie in der Grundübung, auf den *Yong Quan* Punkt jeweils im gegenüberliegenden Fuß.

Erweitern Sie dann die Grundübung ein zweites Mal und sinken Sie noch etwas tiefer in die Knie.
Heben Sie langsam die nicht ganz durchgestreckten Arme weit vor dem Körper bis auf Schulterhöhe. Die Handflächen weisen zum Himmel. Der Kopf "wächst" bei dieser Bewegung der Arme gerade nach oben (Foto IV.1).
Wenden Sie nun die Hände bis die Handflächen zur Erde weisen und senken Sie, gleichzeitig mit dem Drehen des Kopfes nach links, langsam die Hände weit vor dem Körper (Foto IV.2). Genau wie in der Grund- und in der erweiterten Übung, gleitet der Blick weit und horizontal nach hinten. Am Ende der Bewegung berühren die Daumen die Hüften, die Handgelenke bleiben leicht abgeknickt, so daß die Handflächen zum Boden zeigen; die Ellenbogen sind geöffnet und weisen zur Seite (Foto IV.3).
Drehen Sie die Hände mit den Handflächen wieder nach oben und heben Sie die Arme langsam mit der Drehung des Kopfes und dem schwebenden Blick zur Mitte nach vorn.
Das Drehen des Kopfes nach links und nach rechts gilt wiederum als eine Wiederholung.

Ergänzen Sie dann die zweite Erweiterung, indem Sie mit dem Ausatmen "verbrauchtes" *Qi* von den Nieren an den Innenseiten der Beine durch die *Yong Quan* Punkte in die Erde "ausleiten", wobei Sie mehr an den Fuß denken, von dem Sie wegschauen. Die Abwärtsbewegung der Arme hilft der Vorstellung, daß Sie alles "schlechte", "trübe" oder "verbrauchte" *Qi* nach unten fließen lassen.
Stellen Sie sich beim Einatmen vor, daß Ihre Hände und Arme positives und unverbrauchtes Qi aus der Erde schöpfen, um es dann in die Nieren und ins untere Dan Tien zu leiten.

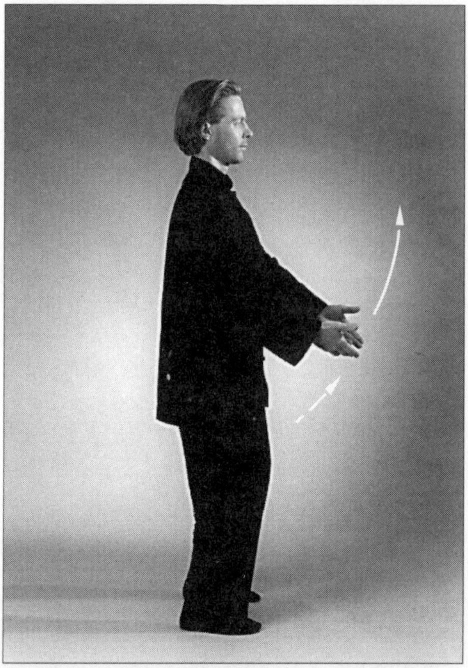

IV.1

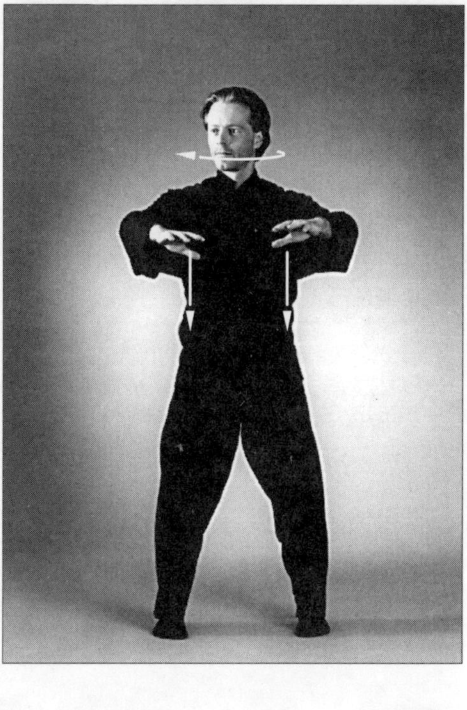

IV.2

Beachten

- Strengen Sie sich beim Wenden des Kopfes keinesfalls an! Die sich ergebende Dehnung im Nacken und Schulterbereich, sollten Sie als angenehm empfinden; der Kopf muß während der gesamten Übung gerade, also im Lot mit der Wirbelsäule, gehalten werden;
- halten Sie vor allem in der Grundvariante den Brustbereich entspannt aber aufrecht, strecken Sie also weder Ihre Brust heraus, noch lassen Sie sie einfallen, da beides die Atmung behindert;
- lassen Sie in der Grund- und vor allem in der ersten Variante, die Schultern unten; das heißt, die Arme steigen hoch, aber die Schultern bleiben tief;
- der Blick "gleitet" und "schwebt" langsam, ohne sich zu fixieren; es herrscht eine "gleichschwebende Aufmerksamkeit";
- üben Sie zunächst die Kopfbewegung, dann die Koordination mit der Armbewegung und schließlich das Zusammenspiel mit dem Atem.

Vorstellungsbilder/*Yi*

Um den Kopf aufrecht zu halten mag die Vorstellung helfen, Sie balancierten etwas auf dem Kopf. Schauen Sie beim Wenden des Kopfes auf die fünf Krankheiten und sieben Leiden zurück, um sich von ihnen zu verabschieden.
In dieser vierten Edlen Übung sind die Vorstellungsbilder in die Beschreibung der Ausführung integriert.

Gesundheitlicher Aspekt

- Die fünf Krankheiten beziehen sich auf die fünf *Yin*-Organe, auch *Zang-* oder "Speicher-Organe" genannt: Lunge, Herz, Milz/Pankreas, Niere und Leber; die sieben Leiden beziehen sich auf ein Zuviel, ein Übermaß der Emotionen: Glück, Angst, Sorge, Liebe, Trauer, Zorn und Begierde;
- Krankheiten entstehen durch geschwächte Organe und nicht ausbalancierte Gefühle, und werden heute als psycho-somatisch bezeichnet; gerade durch diese Brokatübung sollen die Gefühle harmonisiert, die Organfunktionen gestärkt und über die Meridiane reguliert werden;
- durch das Wenden des Kopfes werden Nacken- und Schultermuskeln gelöst, Blockaden in den Meridianen des Nackens und Kopfbereiches gelöst und ein möglicher Stau im Kopf und "Kopflastigkeit" aufgehoben;
- durch den ruhigen Blick wird der Geist befriedet, und mit Hilfe der Konzentration auf die *Yong Quan* Punkte und auf das *Dan Tien* finden Sie sich in Ihrer Mitte.

Varianten

Die Varianten sind als Vertiefungen und Erweiterungen in der Grundübung integriert.

Li, das Haftende, das Feuer
I *Ging*: Hexagramm 30
Körperteil: Auge

V. Mit dem Kopf nicken und das Steißbein bewegen, um das "Feuer des Herzens" zu vertreiben

Ausgangsstellung

Begeben Sie sich wieder wie in der zweiten Edlen Übung in den breiten Reiterstand. Sie stehen etwa doppelt schulterbreit, die Zehen 45° nach außen in die Diagonalen aufgedreht, und sinken in die sich leicht nach außen öffnenden Knie. Das Gewicht spüren Sie mehr auf den Fersen. Beginnen Sie die Übung wieder mit dem Ausatmen.

Ausführung

Lassen Sie den Atem einströmen und stützen Sie Ihre Arme fest mit den Händen und deren geöffneten Tigermäulern auf die Schenkel ein wenig über den Knien, wobei die Daumen nach hinten und die Finger nach vorn weisen (Foto V.1).
Mit dem Ausatmen beugen Sie sich nach links; das Gewicht verlagert sich etwas mehr auf das linke Bein; der rechte Arm dehnt sich und die Kraft des Ellbogens geht zur Seite. Spüren Sie die Diagonale vom *Bai Hui* bis zum Steißbein und in die rechte Ferse; die Leisten öffnen sich (Foto V.2). Führen Sie nun den Rumpf weiter nach rechts, das Gewicht verlagert sich dabei auch etwas mehr auf rechts; der linke Arm streckt sich ein wenig, wobei wieder die Kraft des Ellbogens nach außen geht; die Knie öffnen, der Rücken bleibt gerade; spüren Sie die Dehnung zwischen dem *Bai Hui* und dem linken Knie und der linken Ferse. Nicken Sie am Ende des Ausatmens mit dem Kopf und schauen Sie zwischen Ihren Beinen an der linken Ferse vorbei nach hinten (Foto V.3), wodurch sich die Nackenwirbel dehnen.
Den Kopf wieder etwas heben und den Rumpf mit dem Einatmen nach links drehen und sich langsam in die Ausgangsstellung aufrichten. Sie kommen also stets auf derselben Seite wieder zurück und hoch, auf der Sie sich anfangs hinunter neigten.
Führen Sie dann die Bewegung zur anderen Seite aus. Bewahren Sie bei den diagonalen Neigungen des Rumpfes stets ihr Zentrum im Unterbauch.
Nach Beendigung der Übung gehen Sie wieder in den schulterbreiten Stand, lassen die Arme locker hängen, schließen die Augen und spüren den Wirkungen nach.

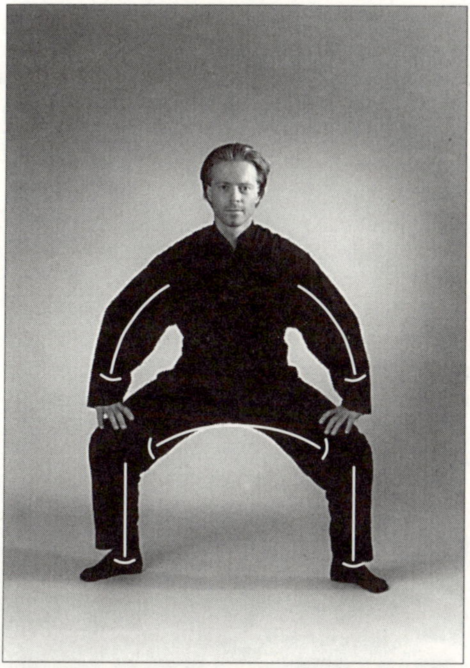

V.1

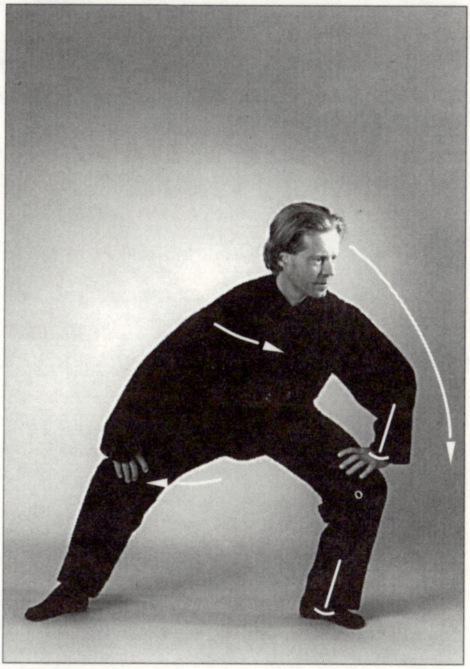

V.2

Beachten

- Schon in der Ausgangsstellung achten Sie sehr deutlich auf einen geraden Rücken, um ein Hohlkreuz zu vermeiden; auch wenn Sie den Rumpf von einer Seite zur anderen bewegen, bewahren Sie eine in sich gerade Wirbelsäule, um die Atmung nicht zu behindern;
- auch in der *Ma Bu* Stellung kommen Sie mit den gebeugten Knien über die Zehenspitzen;
- senken Sie den Kopf nicht tiefer als das *Dan Tien*;
- führen Sie die Bewegungen mit so wenig Anstrengung wie möglich aus;
- wenn der Rumpf die Kreisbewegung ausführt, verlieren Sie nicht Ihr Zentrum in Bauch und Becken.

Vorstellungsbilder/*Yi*

Ein chinesischer, überlieferter Text zu dieser Übung weist auf die Bewegung eines Tieres hin, das mit dem Schwanz wedelt. In der Ausgangsstellung ist das *Qi* im *Dan Tien*. Bei der Ausführung stellen Sie sich vor, daß das *Qi* in die Füße zu den *Yong Quan* Punkten fließt.

Gesundheitlicher Aspekt

- Durch Streß, körperliche Überanstrengung, falsche Ernährung, zuviel Alkohol, zu wenig Schlaf etc., kann es zu Stauungen im mittleren *Dan Tien* kommen, also im Brustbereich, wodurch das Herz belastet wird. Gemäß der chinesischen Lehre von den fünf Elementen oder Wandlungsphasen, vermag Metall, das den Lungen zugeordnet wird, das "Feuer des Herzens" zu absorbieren und zu regulieren;
- durch die seitliche, sich neigende Bewegung wird die Lungentätigkeit sanft aktiviert und das "Feuer des Herzens", wozu auch Spannungen des Nervensystems gehören, vertrieben;
- wenn der Oberkörper sich nach rechts dreht und der rechte Arm sich auf das rechte Knie stützt und drückt, wird der Herzmeridian des linken Armes stimuliert; bei der Neigung zur anderen Seite ist es genau umgekehrt.

Varianten

Namensvarianten: "Kopfkreisen und mit dem Rücken heruntergehen, um das Herzfeuer zu vertreiben", "Um Sodbrennen zu beheben, wende Kopf und Hinterteil", "Den Kopf wiegen, mit dem Schwanz wedeln", "Starke Hitze durch Lockern des Kopfes und Schwingen der Hüften kühlen", "Kopf und Hüften senken, nimmt übermäßige Hitze vom Herzen", "Den Oberkörper rollen, um das Feuer des Herzens zu verjagen".

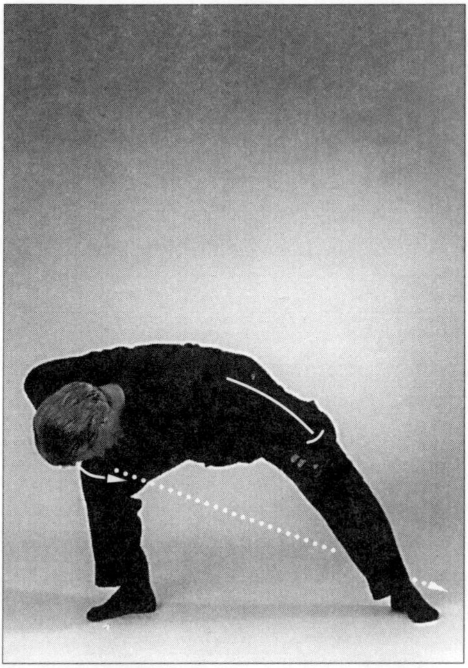

V.3

Kan, das Abgründige, das Wasser
I *Ging*: Hexagramm 29
Körperteil: Ohren

VI. Mit beiden Händen die Füße fassen, um Hüften und Nieren zu stärken

Ausgangsstellung
Sie stehen wieder im schulterbreiten Stand, die Füße parallel gerade nach vorn, die Augen schauen horizontal ins Weite.

Ausführung
Bringen Sie die gebeugten Knie wieder lotrecht über die dritten Zehen, so daß sich die Leisten öffnen, das Becken sich aufrichtet und die Wirbelsäule sich geradet. Öffnen Sie die Ellenbogen zur Seite und knicken Sie die Handgelenke so ab, daß die Handflächen zum Boden und die Finger nach vorn zeigen (Foto VI.1).
Schieben Sie dann langsam die Finger mit den Handgelenken und Ellenbogen auf Hüfthöhe nach vorn bis die Unterarme sich vor dem Körper befinden.
Mit dem Strecken der Beine steigen die runden Arme, einen vertikalen Kreisbogen nach vorn und oben beschreibend, bis über den Kopf; die Handgelenke bleiben abgeknickt; die Handrücken zeigen zum Körper (Foto VI.2). *Halten Sie den Kopf aufrecht, und spüren Sie die Verbindung vom Scheitelpunkt zum Himmel.*

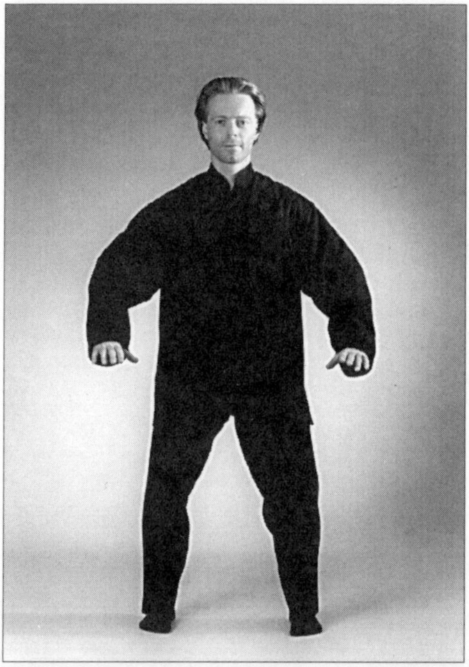
VI.1

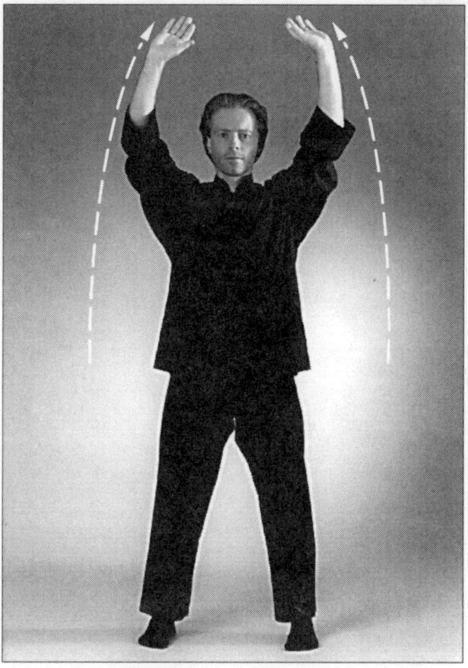
VI.2

Beugen Sie Ihren Rumpf mit geradem Rücken aus der ruhig gehaltenen Hüfte bis etwa in die Horizontale, wobei die Arme mit nach oben abgeknickten Handgelenken weit nach vorn mitgeführt werden; lassen Sie die Beine gestreckt, und spüren Sie die Wirbelsäule in ihrer ganzen Länge vom Steiß bis zum Scheitelpunkt (Foto VI.3).

Die Arme vollenden die Kreisbewegung nach unten, bis Ihre Hände die Füße, beziehungsweise die *Yong Quan* Punkte erreichen können. Fassen Sie mit den Händen die Füße an den Innenseiten und drücken Sie kurz und kräftig mit Mittel- und Zeigefinger diese Punkte, wobei die Daumen von oben einen Gegendruck ausüben. Der Kopf bleibt dabei ein wenig angehoben (Foto VI.4).

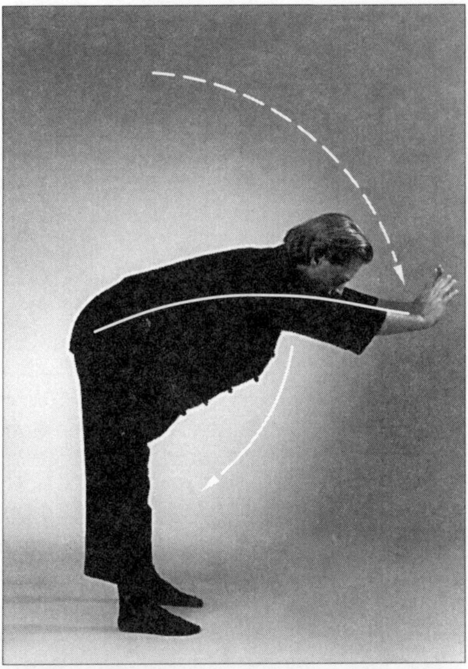

VI.3

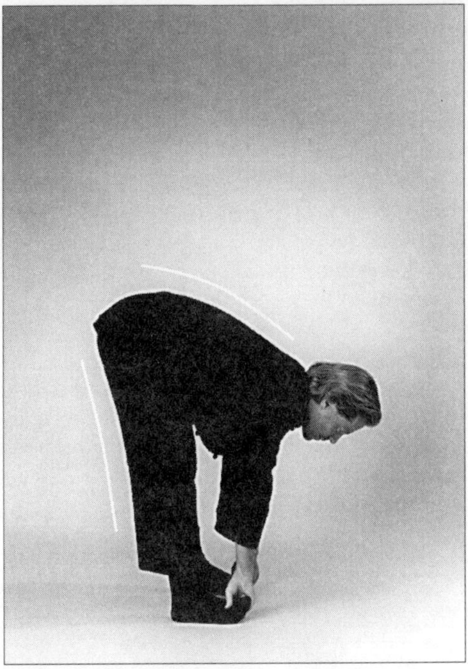

VI.4

Sie lösen dann die Hände von den Füßen, lassen den Kopf locker hängen und entspannen den Rücken, die Schultern und den Nackenbereich (Foto VI.5).
Lassen Sie den Atem in den Bauchraum einströmen, und richten Sie Wirbel für Wirbel auf, ganz zum Schluß die Nackenwirbel, bis der Bai Hui wieder zum Himmel zeigt. Die Beine bleiben dabei locker gestreckt.
Lassen Sie die Schultern etwas nach hinten und unten rollen und sinken Sie wieder in die Knie, wodurch sich die Lendenwirbel entspannen.
Mit dem Einatmen und dem seitlichen Öffnen der Ellenbogen beginnt die Übung von Neuem.

Beachten

- Strengen Sie sich beim Hinunterbeugen nicht an, vor allem zwingen Sie sich nicht hinunter; gehen Sie nur so tief, bis Sie eine angenehme Dehnung spüren, aber noch nicht die Schmerzgrenze erreicht haben; bei einem behutsamen Loslassen werden Sie sich nach einiger Zeit immer müheloser und tiefer neigen können;
- während Sie sich hinunterbeugen, lassen Sie die Wirbelsäule so lange wie möglich gerade und vermeiden, den Kopf nach unten zu neigen;
- wenn Sie sich wieder Aufrichten, atmen Sie nicht in den Brustraum, sondern ganz bewußt und tief in den Unterbauch;
- bei akuten Wirbelsäulenproblemen halten Sie Rücksprache mit Ihrem Arzt und machen die Übung sehr behutsam, gegebenenfalls in der ersten Variante;
- bei Bluthochdruck sollte der Kopf auch am Ende des Ausatmens nicht hängen gelassen werden.

Vorstellungsbilder/*Yi*

Wenn Sie sich nach vorn beugen, stellen Sie sich vor, daß die Handflächen an der Innenseite eines sehr großen Balles entlanggleiten.
Mit dem Einatmen und dem Strecken der Beine beim Hochführen der Arme, konzentrieren Sie sich auf die Nieren und den Ming Men Punkt.
Wenn Sie am Ende des Ausatmens die *Yong Quan* Punkte drücken, ist auch Ihre Aufmerksamkeit in diesen Punkten.

Gesundheitlicher Aspekt

- Die Nierenfunktion wird reguliert und das nach chinesischer Vorstellung "ursprüngliche" *Qi* der Nieren genährt;
- durch das Beugen und Strecken werden die inneren Organe stimuliert und die Ausscheidungstätigkeit aktiviert;
- Hüfte und Rücken werden gestärkt.

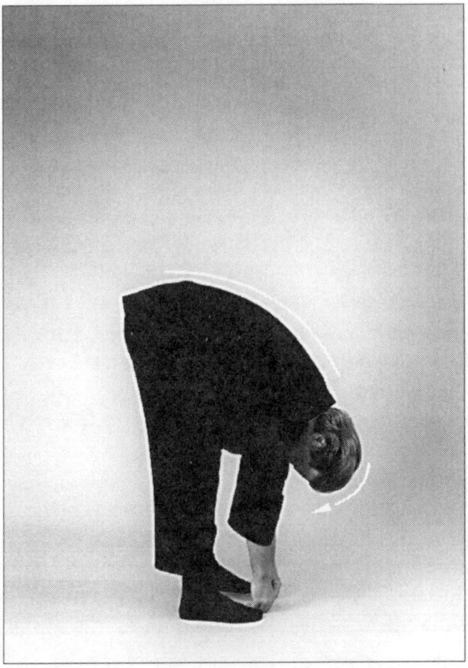

VI.5

Varianten

Die folgenden drei Varianten betreffen unterschiedliche Kopfbewegungen zum Ende der *Einatmungs*phase, bevor Sie sich nach vorn beugen. Probieren Sie sie aus, nachdem Sie sich mit der Grundübung vertraut gemacht haben, und wählen Sie die für Sie angenehmste Variante.

1.*Bevor Sie den Rumpf beugen, schauen Sie ganz bewußt zu den Händen nach oben und danach wieder nach vorn; Sie neigen also einmal kurz den Kopf in den Nacken und richten ihn gleich wieder auf, um die Wirbelsäule erneut in der ganzen Länge vom Steißbein bis zum Scheitelpunkt zu spüren.*

2. *Wenn Sie die Arme hochführen, lassen Sie den Blick Ihren Händen folgen, so daß der Kopf sich leicht nach hinten neigt.* Bevor Sie Ihren Rumpf nach vorn neigen, richten Sie bitte unbedingt Ihren Kopf wieder auf.

3. Nach dem Hochschauen wie in der ersten oder zweiten Variante neigen Sie Ihre gesamte Wirbelsäule etwas nach hinten und lassen dabei den Atem ausströmen. *Bevor Sie sich nach vorn beugen, geraden Sie wieder Ihre Wirbelsäule vom Bai Hui bis zum Steiß.*

4. Wenn Sie schon älter sind oder irgendwelche Wirbelsäulenprobleme haben, vermeiden Sie die dritte Variante. Führen Sie diese Übung nur sehr behutsam und Ihrem Vermögen angepaßt aus, und beugen Sie sich nur so weit nach vorn, wie es Ihnen angenehm ist. Wenn Sie mit gestreckten Beinen die Füße nicht fassen können, greifen Sie einfach um Ihre Fußgelenke oder um die Waden.

Vor allem aber gehen Sie, anders als in der Grundübung, bevor sie sich Wirbel um Wirbel aufrichten, leicht in die Knie, wodurch das Steißbein etwas nach unten kommt und der Rücken sich rundet und entlastet wird.

5. Variante im Atemrhythmus: Beugen Sie sich, wie oben in der Grundvariante beschrieben, beim Ausatmen mit geradem Rücken bis in die Horizontale (Foto VI.3), um dann *mit dem Einatmen den Kreisbogen fortzusetzen, bis Sie die Yong Quan Punkte fassen.*

Beim Ausatmen halten Sie Ihren Kopf ein wenig gehoben und drücken die Nierenpunkte (Foto VI.4).

6. Variante in der Reihenfolge des gesamten Zyklus: Diese Übung wird öfters als letzte der acht Übungen angegeben.

Dschen, das Erregende, der Donner
I *Ging*: Hexagramm 51
Körperteil: Füße

VII. Die Fäuste ballen und mit den Augen funkeln, um die *Qi*-Kräfte zu vermehren

Ausgangsstellung

Die Grundstellung dieser Übung ist wieder der *Ma Bu*, der doppelt-schulterbreite Reiterstand, wie in der zweiten und fünften *Ba Duan Jin* Übung; die Füße stehen im 45° Winkel nach außen. Fühlen Sie das Gewicht auf den Fersen und sinken Sie langsam in die sich über die Zehen öffnenden Knie. Richten Sie das Becken auf und lassen Sie die Wirbelsäule mit dem Schwerpunkt am Steißbein sich aushängen. Die gesamte Wirbelsäule bildet eine Linie vom *Bai Hui* bis zum Steiß. Atmen Sie beim Einnehmen der Ausgangsstellung aus und lassen Sie alle Spannungen aus den Schultern, Armen und dem Bauchraum in die Erde fließen.

Ausführung

Mit dem Einatmen öffnen Sie die Ellenbogen, schließen die Hände zu Fäusten und heben sie bis auf Brusthöhe, wobei die Schultern entspannt bleiben; der Abstand zum Körper beträgt etwa zehn Zentimeter (Foto VII.1). *Anders als in der zweiten Brokatübung liegen bei den Fäusten die Daumen über dem mittleren Glied des Ring- und des Mittelfingers.*

Boxen Sie langsam mit der linken Faust horizontal nach links, wobei der Arm leicht gerundet und die Armmuskulatur entspannt bleibt. Mit der rechten Faust ziehen Sie vom Ellbogen her nach rechts und ballen, am Ende der Bewegung, energisch und kraftvoll beide Fäuste. Die Faustflächen zeigen zur Erde; die Handgelenke sind gerade und bleiben etwa schulterhoch. Der entschlossene, aber doch ruhige und konzentrierte "feurige" Blick folgt und schaut über die linke Faust einem imaginären Gegner furchtlos ins Antlitz. Mit den Augen "funkeln " heißt also, sie weit zu öffnen und kampfbereit und mutig, energiegeladen und angriffslustig wie ein Tiger zu schauen. Pressen Sie auch im Moment des Boxens die Zähne etwas zusammen und fühlen die muskuläre Spannung im ganzen Leib (Foto VII.2).

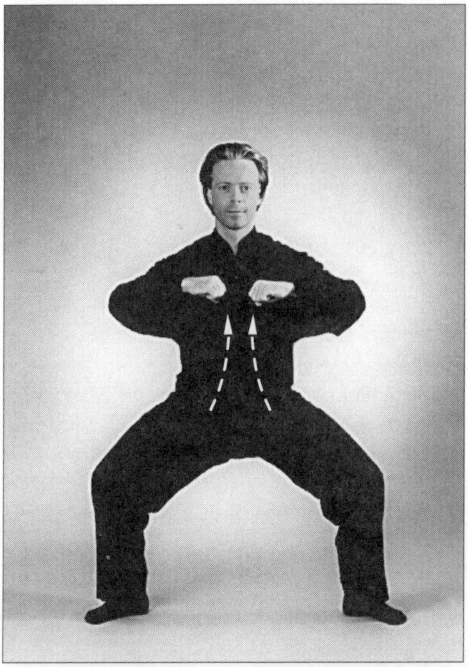

VII.1

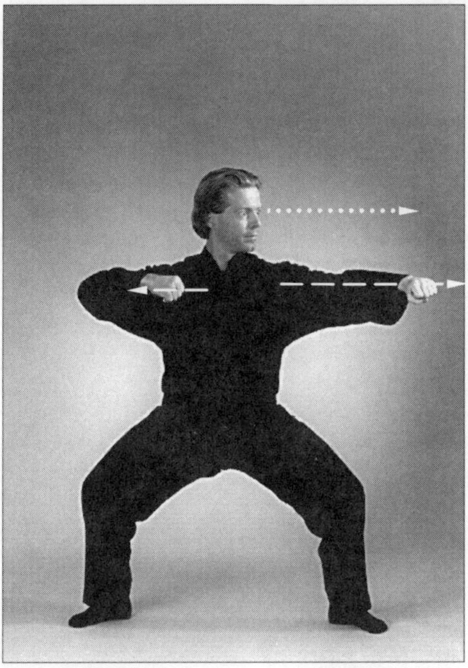

VII.2

Lassen Sie dann langsam alle Anspannung los und führen Sie die linke Faust wieder horizontal vor die Brust. Heben Sie beide Fäuste weiter bis über den Kopf, wobei sich diese vollkommen entspannen (Foto VII.3).
Öffnen Sie die Fäuste und führen Sie die Hände seitlich mit den Handflächen nach außen in einem großen Bogen bis auf Hüfthöhe nach unten (Foto VII.4). Lassen Sie die Arme in der Ausgangsstellung mit den Handflächen nach hinten und den Fingern nach unten locker und völlig entspannt hängen. Führen Sie nun die Bewegung zur anderen Seite aus, indem Sie nach rechts boxen und "funkeln".

Beachten

- Beim Heben der Arme die Schultern nicht hochziehen;
- *wenn Sie mit dem Einatmen die Fäuste über der Kopf heben* (Foto VII.3), *müssen sich die Fäuste unbedingt lockern, da sonst der Atem blockiert wird;*
- auch wenn Sie sich sehr tief in die *Ma Bu* Stellung hineinbegeben, tiefer als in der zweiten Übung, sollte der Rücken gerade bleiben;
- die Knie nicht nach innen gehen lassen, sondern sanft beugen und bis über die dritten Zehen öffnen.

Vorstellungsbilder/*Yi*

Wenn Sie abwechselnd nach links und rechts den Arm fast strecken, stellen Sie sich vor, daß die am Ende der Bewegung fest geschlossene Faust mit konzentrierter und geballter Kraft gegen einen imaginären Widerstand boxt.

Gesundheitlicher Aspekt

- Die siebte edle Übung stärkt die gesamte Physis und vermehrt das *Qi*;
- die Muskulatur der Arme und Beine wird aktiviert und gestärkt , wodurch die Energie mehr an die Oberfläche des Körpers geleitet wird und noch verbliebene Stockungen im *Qi*-Fluß beseitigt werden;
- die Hirnrinde und die Nerven werden stimuliert, zu hoher Blutdruck reguliert und das *Qi* der Leber wird durch den "flammenden Blick" positiv beeinflußt.

Varianten

1. Verlagern Sie Ihr Gewicht beim Boxen, ähnlich wie in der dritten Variante der zweiten Brokatübung, ein wenig mehr auf das Bein, von dem Sie wegschauen.
2. Kommen Sie mit dem Ausatmen beim Senken der Arme ein wenig aus der tiefen Reiterstellung hoch, um so die Beine zu entlasten. *Mit dem Einatmen sinken Sie wieder tiefer in die Knie.*

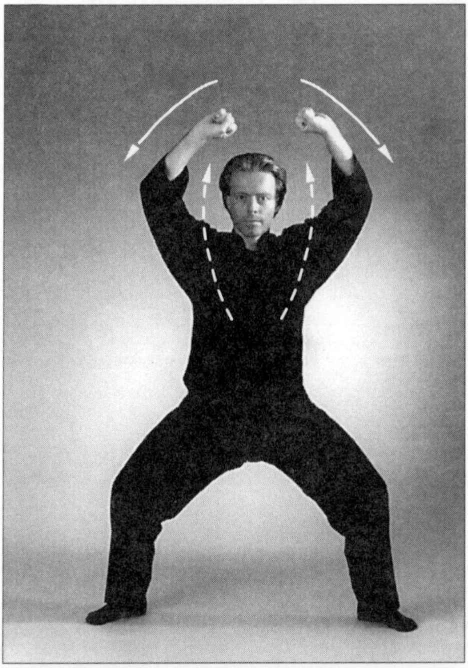

VII.3

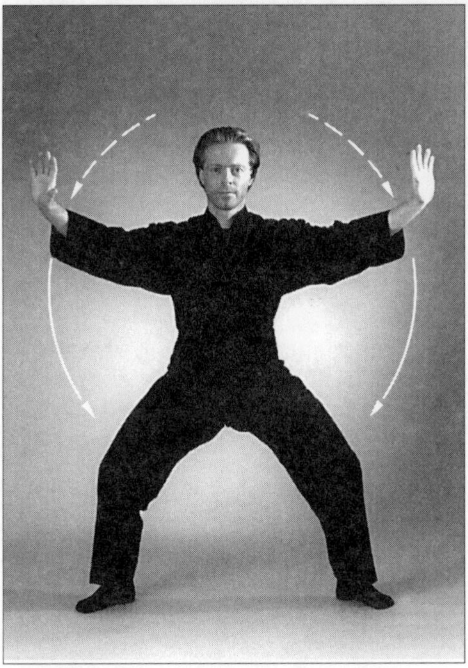

VII.4

Sun, das Sanfte, der Wind
I *Ging*: Hexagramm 57
Körperteil: Waden

VIII. Den Rücken siebenmal fallen lassen, um hundert Krankheiten zu vertreiben

Ausgangsstellung
Die Ausgangsstellung ist der schulterbreite Stand, wobei in dieser Übung die Hüftgelenke den Maßstab abgeben und sich über den Fußgelenken befinden sollten. Sie stehen also wahrscheinlich etwas schmaler als schulterbreit, und Ihre Beine sind locker gestreckt. Die Arme hängen aus entspannten Schultern herab. Atmen Sie aus.

Ausführung
Legen Sie zu Beginn der Übung die Handflächen auf die Nieren mit den Daumen nach vorn und den Fingern nach unten.
Nehmen Sie die Ellenbogen und Schultern etwas zurück. Kommen Sie langsam mit sich streckenden Beinen auf die Ballen und Zehen. Spannen Sie zum Ende des Einatmens noch einmal kurz die Beinmuskulatur an, um aus entspannten Schultern mit Ihrem Scheitelpunkt zum Himmel zu "wachsen".
Lassen Sie sich zunächst langsam und ganz behutsam wieder auf die Fersen nieder und beugen Sie gleichzeitig ihre Knie, wobei sich das Becken aufzurichten vermag und die Lendenwirbel sich aushängen und geraden. Spüren Sie, wie die Lendenpartie sich in Ihre Hände rundet und bewahren Sie Ihre gerade Wirbelsäule.
Wiederholen Sie die Bewegung so oft, bis diese für Sie vollkommen selbstverständlich und vertraut ist.
Dann erst beginnen Sie, sich etwas schneller auf die Fersen fallen zu lassen, mit viel Gefühl für Ihre Wirbelsäule und den Bodenbeschaffenheiten angepaßt. Wenn Sie beispielsweise in der Natur auf einer Wiese üben, wird die Vibration, die Sie durch das Fallenlassen im Rücken erzeugen, von anderer und angenehmerer Qualität sein, als wenn Sie auf hartem Beton praktizieren. Die Vibrationen werden durch die sich öffnenden Knie wie durch Federn oder Stoßdämpfer abgefangen und gemildert.

Wenn Sie mit dieser schnelleren Bewegung genügend Erfahrung gesammelt haben, erweitern Sie die Übung wie folgt:
Mit dem Ausatmen lassen Sie die Arme aus entspannten Schultern locker herabhängen.

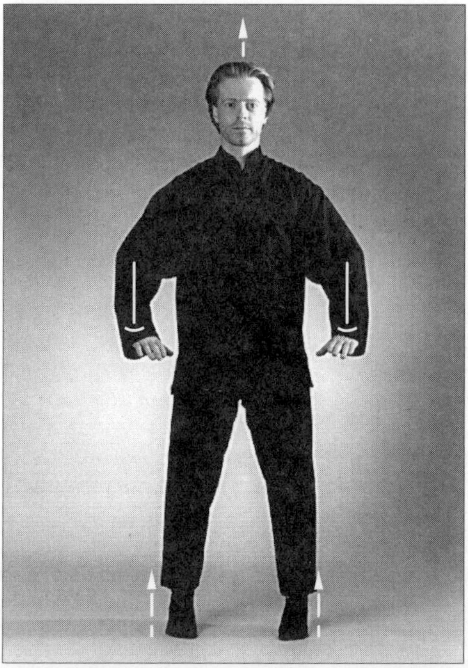

VIII.1

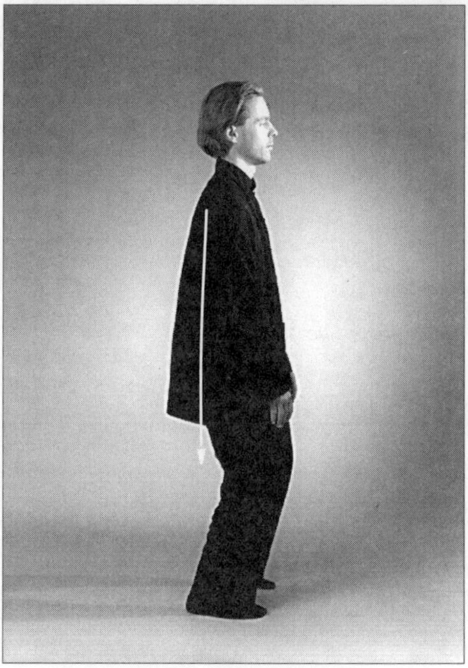

VIII.2

Öffnen Sie die Ellenbogen seitlich nach links und rechts und heben dabei die Hände, die in den Handgelenken abknicken, so daß die Finger nach vorn und die Handflächen zur Erde weisen. Dann drücken Sie gegen einen imaginären Widerstand mit den Händen nach unten und kommen dabei langsam mit sich streckenden Beinen auf die Ballen und Zehenspitzen. Spannen Sie am Ende des Einatmens noch einmal die Beinmuskeln an, wodurch Sie sich noch höher auf die Zehen erheben (Foto VIII.1).
Sie lösen dann die Spannung und rollen die Füße auf die Fersen ab, wobei Sie das Becken aufrichten und den Rücken fallen lassen. Gleichzeitig entspannen Sie Schultern und Arme (Foto VIII.2) .

Nehmen Sie nun zwei weitere, "innere" Bewegungen in die Übung auf. *Gleichzeitig mit dem Anspannen am Ende des Einatmens ziehen Sie Ihren Damm, den Hui Yin Punkt, etwas nach oben und legen die Zungenspitze an den Gaumen hinter die Schneidezähne oder noch höher, wie es Ihnen angenehm ist. Falls Sie den Hui Yin Bereich anfangs nicht spüren oder orten können, kontrahieren Sie Ihren Anus.*
Gleichzeitig oder sogar etwas bevor Sie auf die Fersen kommen zum Beginn des Ausatmens, legen Sie die Zungenspitze wieder hinter die unteren Schneidezähne und entspannen den *Hui Yin* Punkt. Wenn Sie den Rücken fallen lassen, lösen sich somit alle Spannungen in den Armen, Beinen, im Bauchbereich und im Damm, so daß etwaige Blockaden in den Boden geleitet werden können.

Beachten

- Folgen Sie in dieser Übung unbedingt dem didaktischen Aufbau der Ausführung und machen sich zunächst in aller Ruhe mit dem "Sich-fallen-Lassen" vertraut. Versuchen Sie das in der Übung versteckte Prinzip des Abfangens und Ausgleichens zu verstehen. Kommen Sie anfangs sehr langsam und behutsam auf Ihre Fersen und lernen Sie, Ihre Beine, vor allem Ihre Knie, wie "Federn" zu gebrauchen, um die Vibrationen durch eine entspannte Wirbelsäule hochzuleiten.
- Auf keinen Fall also mit steifen Beinen üben oder sich zu heftig auf die Fersen fallenlassen.

Vorstellungsbilder/*Yi*

Wenn Sie sich auf die Zehen erheben, stellen Sie sich vor, mit dem Scheitelpunkt nach oben zu drücken oder, gemäß einer altchinesischen Vorstellung, den Himmel zu stützen. Wenn Sie "den Rücken fallen lassen" und auf die Fersen kommen, fühlen Sie die Vibrationen, die von den Fersen hochsteigen, und wie eine aufsteigende Welle bis zum Scheitelpunkt wirken. Stellen Sie sich vor, daß alle Verspannungen und "schlechtes" *Qi* in die Erde geleitet werden.
Zum Abschluß dieser Übung stehen Sie einen Augenblick mit geschlossenen Augen ruhig und entspannt da und stellen sich vor, *wie mit dem Einatmen frisches und unverbrauchtes Qi in Sie einströmt.*

Gesundheitlicher Aspekt

- "Hundert Krankheiten" bedeutet eigentlich alle Krankheiten, die durch einen geschwächten Körper mitverursacht werden; man könnte auch sagen, daß mit dieser Übung die restlichen Krankheiten vertrieben werden, die man mit der vierten Brokatübung nicht hat hinter sich lassen können;
- die achte *Ba Duan Jin* Übung vitalisiert und erfrischt Leib und Seele;
- die Beine und die Wirbelsäule werden geschmeidig, die Blutzirkulation wird angeregt und Verstopfung beseitigt;
- durch die sanfte Vibration, die den ganzen Körper durchläuft, werden Verspannungen und Blockaden in der Muskulatur und auf den Meridianen gelöst;
- das *Qi* wird aus dem Kopf, Arm- und Schulterbereich hinunter in die Beine und Füße geleitet; "verbrauchtes" oder "krankes" *Qi* kann durch die *Yong Quan* Punkte in die Erde ausgeleitet werden.

Varianten

1. Führen Sie Übungen mit allen *Yi*-Aspekten wie in der Vorbereitung mit den Handflächen auf den Nieren aus.
2. Wenn Sie mit dem Ausatmen auf die Fersen kommen, lassen Sie die Arme sich bis auf Schulterhöhe nach vorn heben, als wenn der Impuls von den Fersen her in die Arme wirkt und diese hochtreibt, wobei die Handflächen zur Erde weisen. *Die Einatemphase führen Sie genau wie in der Grundübung aus.*
3. Versuchen Sie die Übung mit zusammengestellten Füßen. Diese Variante der Fußstellung hat den Vorteil, daß Ihre Knie nicht nach innen kommen können und den Nachteil, daß Sie sich vielleicht ein wenig unsicherer und wackeliger in Folge des schmaleren Standes fühlen.
4. Probieren Sie auch die dritte mögliche Fußstellung, den sogenannten Adlerstand, bei dem die Zehen schulterbreit, die Fersen aber näher zueinander stehen, die Füße also im 45° Winkel in die Diagonalen zeigen.
5. Variante in der Reihenfolge des gesamten Zyklus: In einigen Veröffentlichungen wird diese Übung als sechste angegeben.

ABSCHLUSS

Shou Gong: SONG & JING

Wiederholen Sie zum Ausklang der ACHT EDLEN ÜBUNGEN die Übung SONG & JING (siehe S.17 ff.), diesmal um das angeregte und aktivierte *Qi* im *Dan Tien* einzusammeln und zu speichern.

Atem

Führen Sie die Bewegungen als Abschluß noch entspannter und langsamer aus, und koordinieren Sie sie nicht mit dem Atem. Lassen Sie den Atem frei gehen und kommen, so daß er wie von selbst aus- und einströmt, um ihn mit der Zeit wieder zu "vergessen".
Atmen Sie so oft Sie wollen, Ihrem eigenen Atemrhythmus entsprechend, gleichmäßig und fließend, tief, aber ohne Anstrengung, sehr sanft und ruhig.

Vorstellungsbilder/*Yi*

Stehen Sie schulterbreit oder etwas schmaler, wie es für Sie am angenehmsten ist. Da Ihnen die Übung ja bereits bekannt ist, können Sie die Augen schließen und alle Spannungen aus Gesicht und Körper loslassen.
Wenn die Arme locker und entspannt seitlich mit den Handflächen zum Boden bis auf Schulterhöhe hochsteigen (Foto O-1, S. 17), stellen Sie sich vor, daß "frisches" oder "unverbrauchtes" *Qi* aus der Erde aufsteigt und gleichsam die Arme hochtreibt. Dann drehen Sie die Handflächen nach oben, lassen die Arme aber etwas gerundet und stellen sich vor, Sie empfangen durch die *Lao Gong* Punkte das *Qi* des Himmels (Foto O-2, S.19). Beim Senken der Arme mit den Handflächen nach unten vor der Mittellinie Ihres Körpers (Foto O-3, S.19), leiten Sie mit Ihrer Vorstellungskraft/*Yi* das empfangene *Qi* hinunter zum *Dan Tien*.
Wiederholen Sie die Übung dreimal oder öfter, bis Sie das Gefühl haben, das *Qi* ist im "Feld des Elixiers", im unteren *Dan Tien*, eingesammelt und nährt Ihre Mitte.

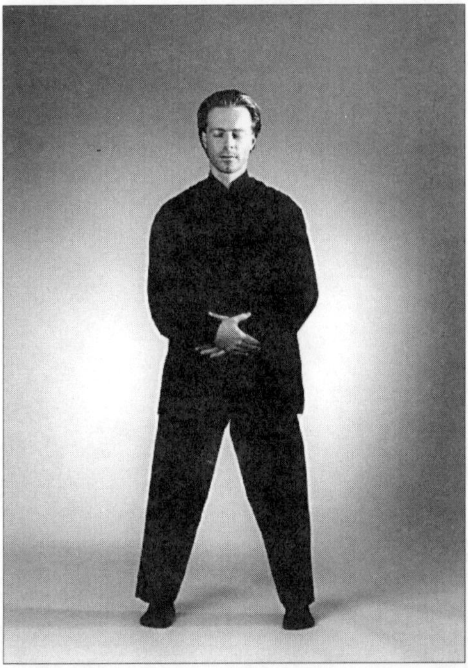

O.0

Ruhig stehen

Stehen Sie zum Abschluß des gesamten Übungszyklus eine gute Weile mit geschlossenen Augen ruhig da; das Gesicht trägt ein inneres Lächeln; der Leib ist erfüllt und befriedet; und die Hände ruhen mit übereinandergelegten Handflächen unter dem Nabel (Foto O.0). Frauen legen die rechte Hand, Männer die linke zuunterst flach auf den Unterbauch. Die *Lao Gong* Punkte in der Mitte der Handflächen liegen genau übereinander. *Yin* und *Yang* sind zum Ausgleich gekommen.

ÜBERSICHTSTAFEL

ÜBUNG O

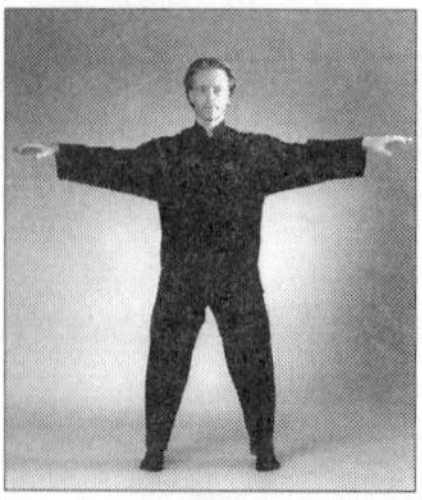

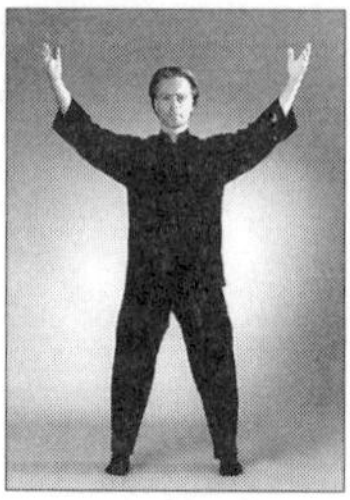

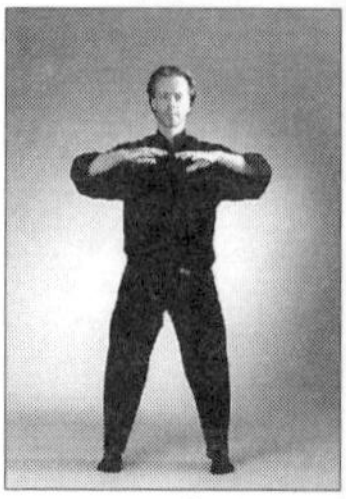

ÜBUNG II

Den Bogen nach links und rechts spannen, um auf den Adler zu zielen

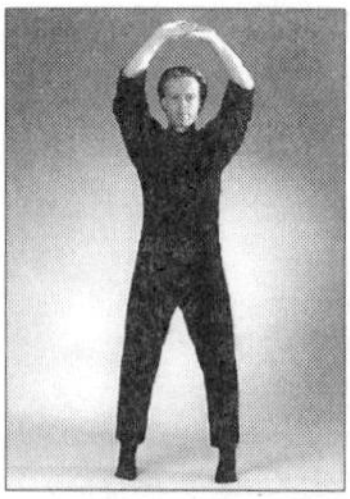

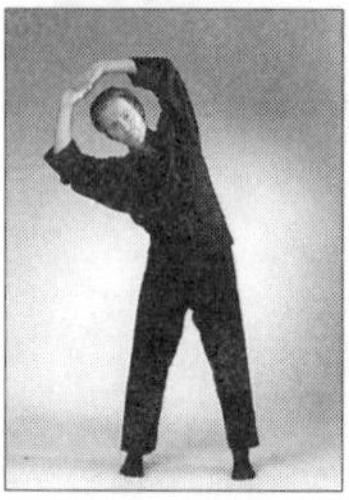

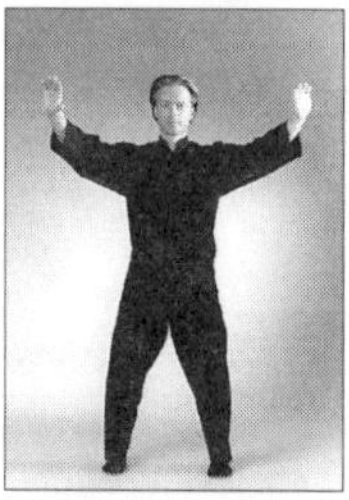

ÜBUNG IV

Nach hinten schauen, um die fünf Krankheiten und sieben Leiden hinter sich zu lassen

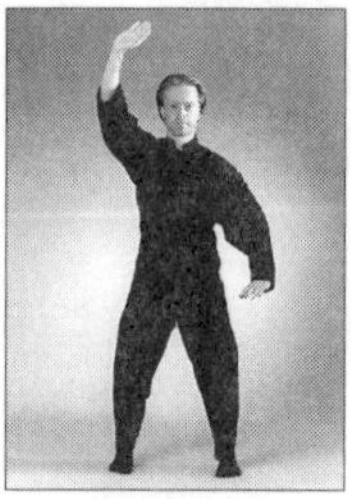

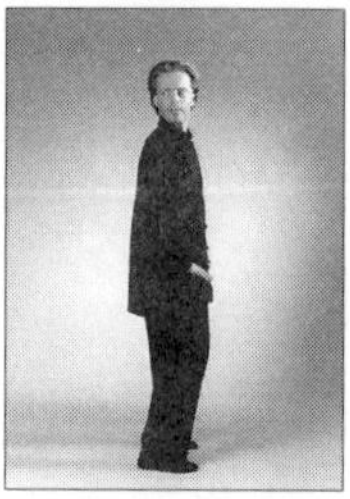

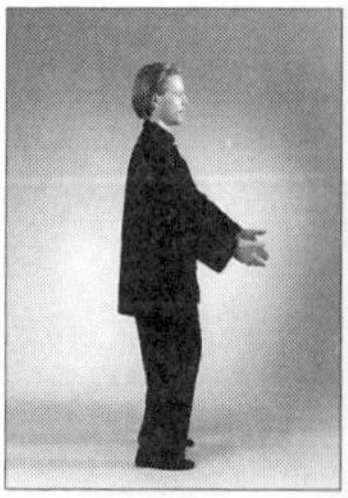

ÜBUNG VI

Mit beiden Händen die Füße fassen, um Hüften und Nieren zu stärken

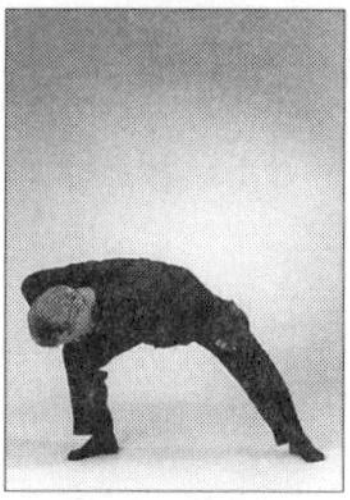

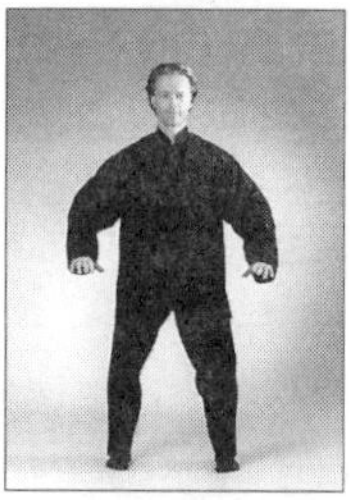

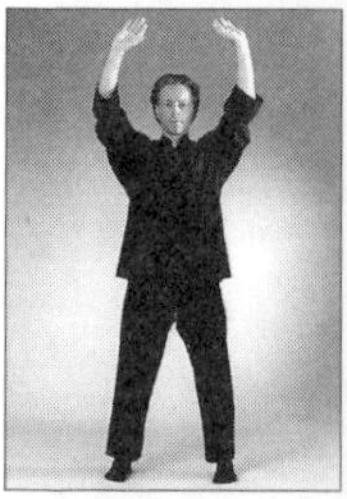

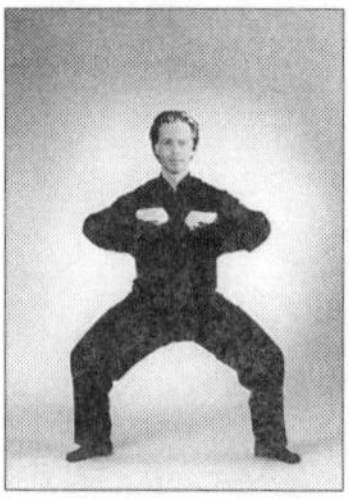

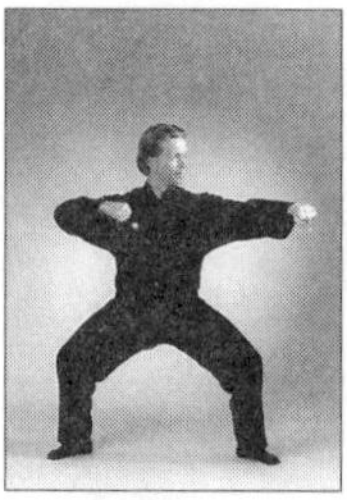

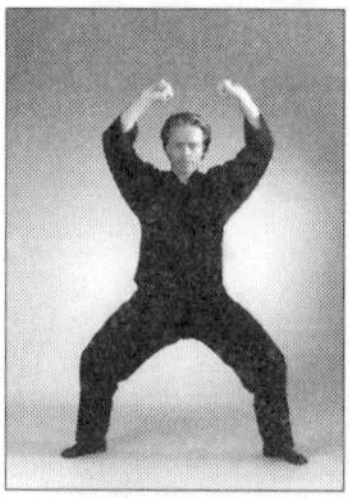

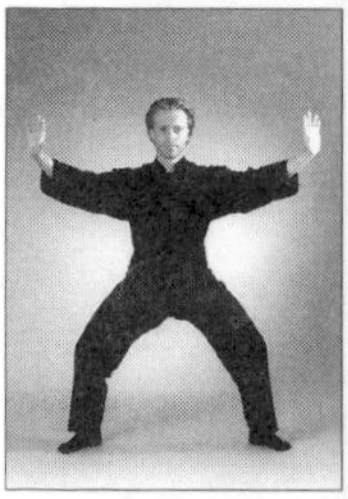

Übung I

Mit beiden Händen den Himmel stützen, um den dreifachen Erwärmer zu regulieren

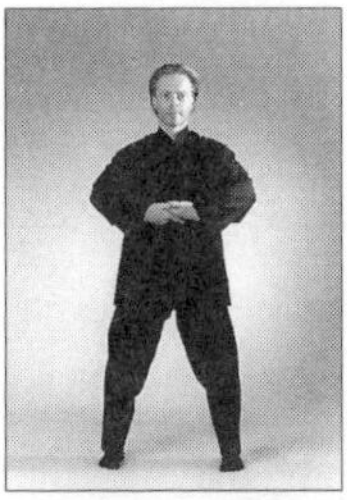

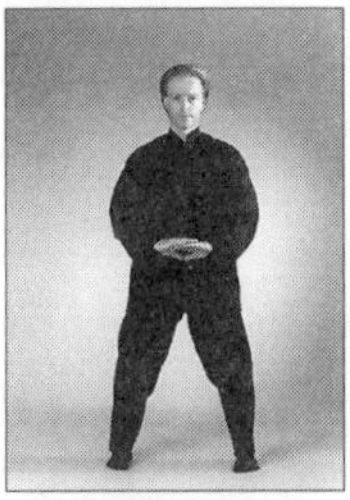

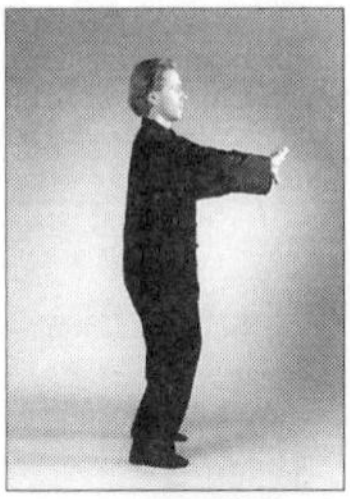

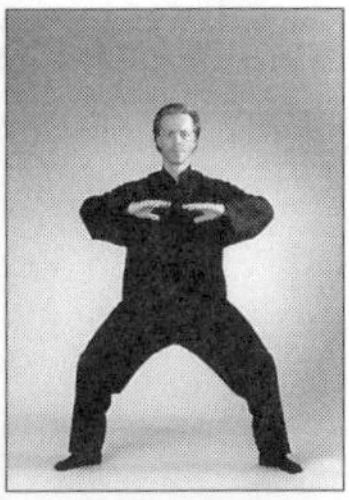

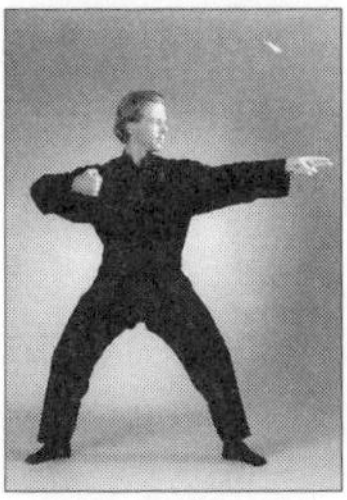

Übung III

Die Arme einzeln hochheben, den Himmel stützen und die Erde stemmen, um Milz und Magen zu stärken

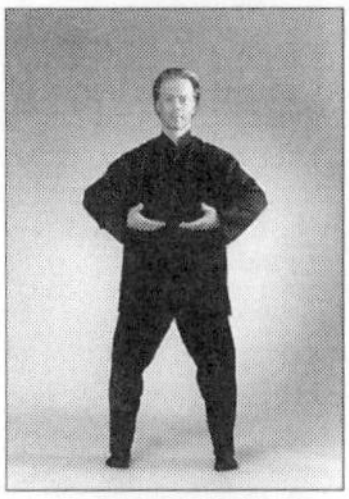

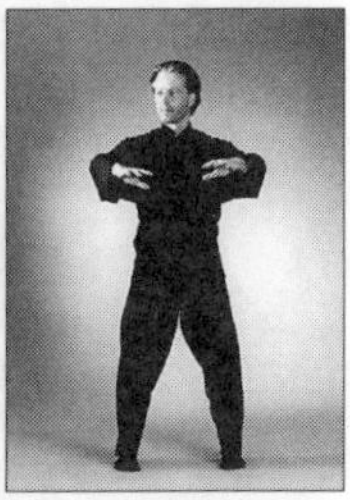

Übung V

Mit dem Kopf nicken und das Steißbein bewegen, um das "Feuer des Herzens" zu vertreiben

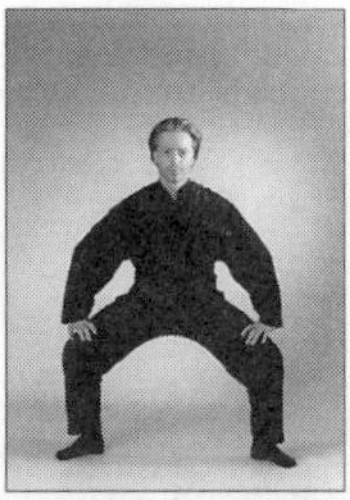

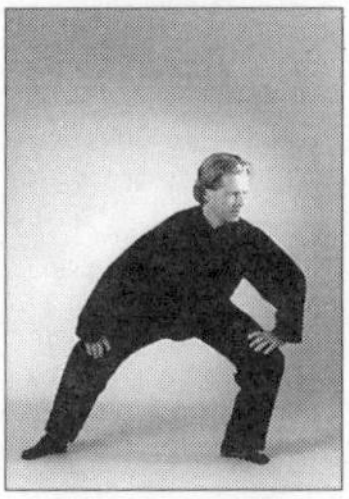

Übung VII

Die Fäuste ballen und mit den Augen funkeln, um die *Qi*-Kräfte zu vermehren

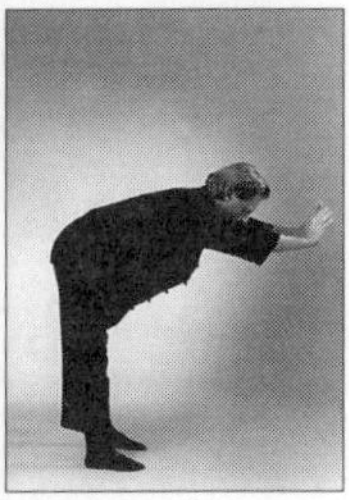

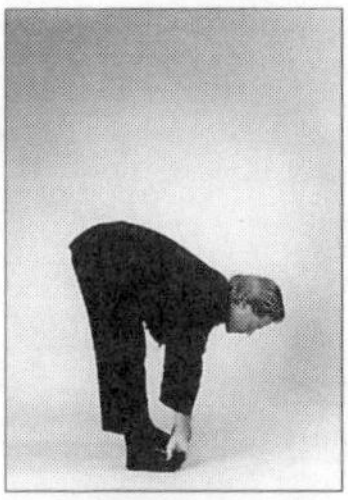

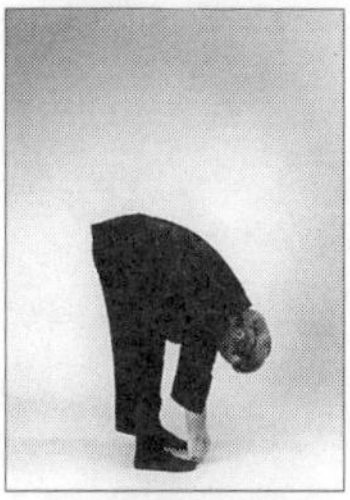

Übung VIII

Den Rücken siebenmal fallen lassen, um hundert Krankheiten zu vertreiben

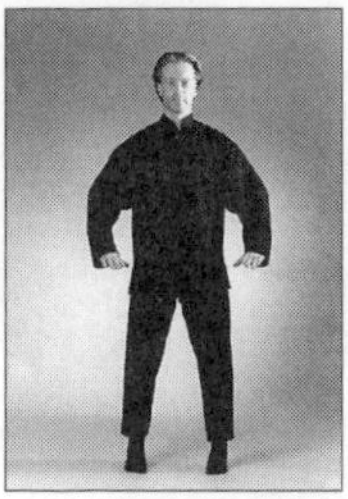

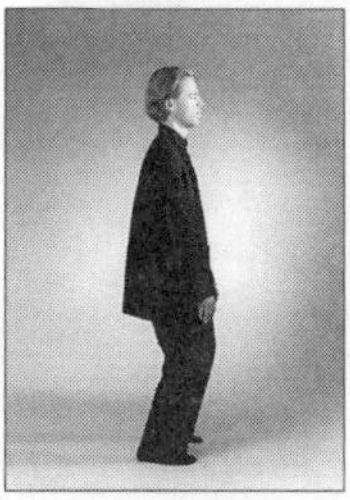

Abschluss-Übung

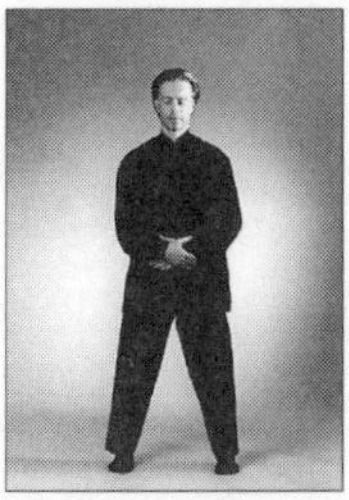

Glossar

der wichtigsten Meridianpunkte, Energiefelder und Körperbereiche

Name:	***"Tigermaul"***
Meridian:	Lunge 10 und 11 und Dickdarm 1, 2, 3 und vor allem 4
Lokalisation:	die Öffnung zwischen Daumen und Zeigefinger
Bedeutung:	aktiviert die Meridiane Lunge und Dickdarm
Wichtig:	in Übung I, III und V

Name:	***Lao Gong*** / "Im Zentrum der Arbeit", auch "Menschenpforte", "Tor des Menschen"
Meridian:	Perikard / Herzbeutel 8
Lokalisation:	in der Mitte der Handfläche
Bedeutung:	wichtigster energetischer Punkt der Hand
Wichtig:	in Übung VII

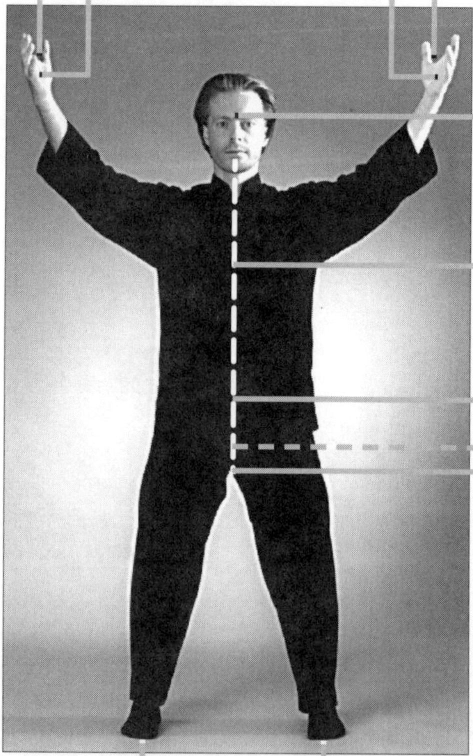

Name: **Shang Dan Tien** / "Oberes Zinnoberfeld"/ "Feld des Elixiers" oder auch: **Yin Tang** / "Stempelhalle", auch "Himmelsauge" genannt
Meridian: energetischer Bereich und Extrapunkt 1
Lokalisation: zwischen den Augenbrauen, an der Nasenwurzel
Bedeutung: wichtiger energetischer Bereich, speziell um das Gesicht zu entspannen
Wichtig: in allen Übungen, besonders in II, IV und VII

Name: **Zhong Dan Tien** / "Mittleres Zinnoberfeld"/ "Feld des Elixiers", oder auch: **Shangzhong** / "Brustkorbmitte"
Meridian: energetischer Bereich und *Ren Mai* 17
Lokalisation: Brustmitte
Bedeutung: Meisterpunkt der Respirationsorgane; in diesem Bereich gilt es, nicht "einzufallen"
Wichtig: in allen Übungen

Name: **Shao Dan Tien** / "Unteres Zinnoberfeld"/ "Feld des Elixiers"
Meridian: energetischer Bereich zwischen dem *Ren Mai* 4, 5 und 6
Lokalisation: etwa eine Handbreit unterhalb des Nabels und etwas nach innen verlagert
Bedeutung: gilt als Sammelbecken für das *Qi*; diese "Mitte" gilt es für jeden individuell zu lokalisieren
Wichtig: in allen Übungen

Name des Meridians: **Ren Mai** / Konzeptions- oder Dienergefäß
Lokalisation: verläuft vom Damm in der vorderen Mittellinie des Rumpfes über Bauch und Brust bis zum Punkt 24 *Cheng Jiang* in der Grube zwischen Kinn und Unterlippe ("Recipiens liquoris")
Bedeutung: gehört zu den 8 "außerordentlichen Gefäßen"; nach traditioneller Vorstellung hat er eine Kontrollfunktion über die 6 *Yin*-Meridiane
Wichtig: in allen Übungen

Name: **Hui Yin** / "Zusammentreffen des *Yin*"
Meridian: *Ren Mai* 1
Lokalisation: zwischen Anus und Geschlechtsorgan, in der Mitte des Dammes
Bedeutung: energetischer Bereich beim "kleinen Energiekreislauf"
Wichtig: in Übung VIII

Name: **Yong Quan/** "Sprudelnde Quelle", auch "Erdpforte", "Tor zur Erde" genannt
Meridian: Nierenmeridian 1
Lokalisation: auf der Fußsohle zwischen dem vorderen und mittleren Drittel des Fußes in der Linienverlängerung des mittleren Zehs
Bedeutung: energetischer Bereich, um sich zu "verwurzeln" und zum Ausleiten von "verbrauchtem" *Qi*
Wichtig: in Übung IV und VI

Name:	**Yu Zhen** / "Jadekissen"
Meridian:	Blasenmeridian 9
Lokalisation:	rechts und links am Hinterkopf, 2,5 Cun (3 Fingerbreit) über der Haargrenze
Bedeutung:	das mittlere der "Drei Tore"; energetischer Bereich beim "kleinen Energiekreislauf"; für eine aufrechte Kopfhaltung
Wichtig:	in allen Übungen, besonders in IV

Name:	**Da Zhui** / "Großer Wirbel"
Meridian:	*Du Mai* 14
Lokalisation:	zwischen 7. Hals- und 1. Brustwirbel
Bedeutung:	nach traditioneller Vorstellung hat dieser Punkt eine starke Wirkung auf das *Yang-Qi* im Körper; ein übergeordneter und koordinierender Punkt für die Brust- und Nackenregion
Wichtig:	in Übung I, IV, V und VI

Name:	**Shen Shu** / "Transportpunkt zur Niere"
Meridian:	Blasenmeridian 23
Lokalisation:	1,5 Cun (2 Fingerbreit) seitlich vom Dornfortsatz des 2. Lendenwirbels, oder vom *Ming Men*
Bedeutung:	zur Stärkung der Nieren
Wichtig:	in Übung IV und VI

Name:	**Ming Men** / "Tor des Lebens"
Meridian:	*Du Mai* 4
Lokalisation:	zwischen dem 2. und 3. Lendenwirbel, gegenüber dem Nabel
Bedeutung:	nach traditioneller Vorstellung hat dieser Punkt eine enge Beziehung zu den Nieren und zum Blasenmeridian 23 *Shen Shu*; Bewußtheit in diesem Bereich hilft, die Wirbelsäule zu begradigen
Wichtig:	in allen Übungen, besonders in IV, VI und VIII

Name des Meridians:	**Du Mai** / Lenker- oder Gouverneurgefäß
Lokalisation:	verläuft am Rücken vom Steißbein bis zum Scheitelpunkt und von dort bis zur Mitte der Oberlippe
Bedeutung:	gehört zu den 8 "außergewöhnlichen Meridianen" oder "außerordentlichen Gefäßen"; nach traditioneller Vorstellung lenkt er alle 6 *Yang*-Meridiane
Wichtig:	in allen Übungen

Name:	**Wei Lü** oder **Chang Qiang** / "Wachstum und Stärke"
Meridian:	*Du Mai* 1
Lokalisation:	zwischen Steißbeinspitze und Anus
Bedeutung:	das untere der "Drei Tore"; hier soll das *Qi* durch den Kreuzbeinspalt in das Rückenmark fließen; im Zusammenhang mit einer geraden, sich aushängenden Wirbelsäule
Wichtig:	in Übung VIII

Name: **Bai Hui** / "Hundert Zusammenkünfte" , "Treffpunkt aller Meridiane", die "Himmelspforte", der Scheitelpunkt
Meridian: *Du Mai* 20
Lokalisation: bei etwas an die Brust herangenommenem Kinn der höchste Punkt auf der Meridianlinie des Kopfes; dort, wo man sich vorstellt, an einem Faden aufgehängt zu sein
Bedeutung: das obere der "Drei Tore"; einer der wichtigsten Akupunkturpunkte; allgemein psychische und koordinierende Wirkung
Wichtig: in allen Übungen, besonders in I und VIII

Name: **"Roter Drache"**/ die Zunge
Meridian: verbindet den *Du Mai* und den *Ren Mai*
Lokalisation: die Zungenspitze sollte entspannt an der höchsten Stelle des Gaumens anliegen
Bedeutung: fungiert wie eine Art Brücke, ein "Energieleiter", um den "kleinen Energiekreislauf " zu schließen
Wichtig: in Übung VIII

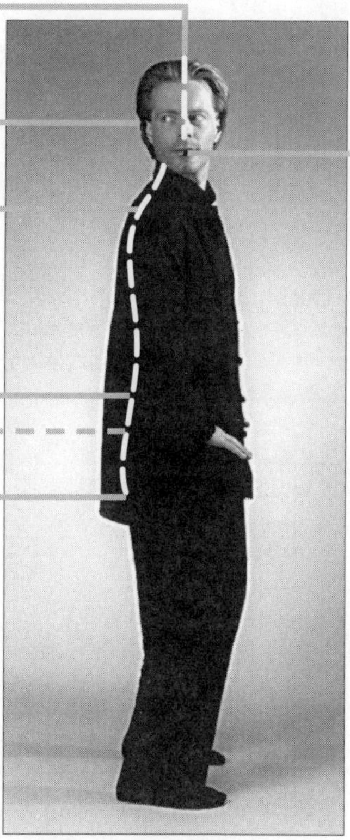

Literaturverzeichnis

Als Ergänzung des vorliegenden Buches gibt es eine Videokassette:

Friedrich, Andreas W: Ba Duan Jin. Die Acht Edlen Übungen. Eine chinesische Heilgymnastik. Tele-Gym 12, Video zur TV-Serie (VHS, 57 min) PSF Film+Videoprogramm GmbH, Tutzing 1993.

Im übrigen sei auf folgende maßgebliche Literatur verwiesen:

Bock-Möbius, Imke: Qigong-Meditation in Bewegung. Haug, Heidelberg 1993. S 85 - 101

Chang, Edward G.: Klassische Chinesische Atem- und Bewegungsübungen. Heyne, München 1991. S 54 - 62

Chang, Dsu Yao, R. Fassi: Shaolin Kung Fu 1. Grundlagen chinesischer Kampfkunst. Falken, Niedernhausen/ Ts. 1993. S 85 - 90

Chang, Stephen T.: Das Handbuch ganzheitlicher Selbstheilung. Ariston, Genf 1990. S 65 - 73

Chen, Jing: Anatomical Atlas of Chinese Acupuncture Points. Shandong Science And Technology Press, Jinan 1982

Chen, Lam Kam: Energie und Lebenskraft durch Chi Gong. Mosaik Verlag, München 1993. S 64 - 81

Guorui, Jiao: Qi Gong Yangsheng. Gesundheitsfördernde Übungen der traditionellen chinesischen Medizin. Medizinisch Literarische Verlagsgesellschaft mbH, Uelzen 1989. S 176 - 189

Hun, Kuan, Eliane Kan: Les 8 merveilles du massage chinois. Éditions Sand, Paris 1985. S 83 - 93

I Ging. Das Buch der Wandlungen. Übers. und hrsg. von Wilhelm, Richard: Diederichs, Düsseldorf Köln 1970

Jarosch, Ingo: Neue Körpererfahrung und Entspannung. rororo, Reinbek bei Hamburg 1991. S 163 - 189

Lie, Foen Tjoeng: Chinesische Naturheilverfahren. Falken-Verlag, Niedernhausen/Ts. 1986. S 43 - 47

Liu, Da: TAO der Gesundheit und der Lebensfreude. S. Fischer, Frankfurt 1982. S 124 - 132

Maier, Herbert: Pa Tuan Chin. Heilgymnastische Bewegungs- und Atemübungen. Prolog Verlag, Kassel 1992

Minick, Michael: Kung Fu. Heilgymnastik und Fitnesstraining O. W. Barth, Bern - München - Wien 1986. S 99 - 128

Moegling, B. und K.: Sanfte Körpererfahrungen. Bd. I. Kasseler Verlag, Kassel 1984. S 57 - 63

Moegling, B. und K.: Tai Chi als sanfte Körpererfahrung. Falken Verlag, Niedernhausen/Ts. 1987. S 73 - 97

Pálos, Stephan: Atem und Meditation. Heyne, München 1985. S 207 - 211

Reid, Howard: Wege zur Harmonie. T'ai Chi Chuan. Qi Gong. Hsing I. Pa Kua. Mosaik Verlag, München 1989. S 26 - 33

Requena , Yves: Qi Gong. Das geheime Übungssystem für Lebenskraft und Langlebigkeit. Goldmann, München 1992. S 228 - 238

Stiefvater, Erich W. und Ilse R.: Chinesische Atemlehre und Gymnastik. Haug, Heidelberg 1980. S 100 - 110

Stux, G, N. Stiller, B. Pomeranz: Akupunktur. Lehrbuch und Atlas. Springer, Berlin Heidelberg New York 1989

Tung, Timothy: Wushu / Das chinesische Ganzheitsprogramm für Gesundheit und Wohlbefinden. BLV, München 1987. S 9 - 18

Waley, Arthur: Lebensweisheit im Alten China. Suhrkamp, Frankfurt 1974

Xue, H.F.: Pa Tuan Chin. Chinese Health-Giving Exercise. Wan Li Book Co., Hong Kong 1985

Yang, Jwing-Ming: The Eight Pieces of Brocade. A Wai Dan Chi Kung Exercise Set for Improving and Maintaining Health. YMAA, Jamaica Plain, Mass. 1988

Yang, Jwing-Ming: Chi Kung. Health & Martial Arts. YMAA, Jamaica Plain, Mass. 1988. S 30 - 37

Yang, Ming-Shih: T'ai Chi Ch'uan. Eight Simple Chinese Exercises for Health. Quick & Easy. Shufunotomo, Tokyo 1974

Zöller, Josephine: TAO der Selbstheilung. Die chinesische Kunst der Meditation in der Bewegung. Ullstein, Frankfurt/M. - Berlin 1988. S 101 - 123

Zong, Wu, Li Mao: Chinesische Gesundheitslehren aus zwei Jahrtausenden. Die Geheimnisse der Meister. Verlag Gesundheit, Berlin 1993. S 110 - 117

Abbildungsverzeichnis

Titelfoto: Karger, André
Frontispiz-Kalligraphie *Ba Duan Jin*: Chen, Chümin
Die acht "alten" Zeichnungen aus: Maier, Herbert: Pa Tuan Chin
Schrift: Chen, Chümin
Foto von Marschall *Yüe Fei* aus:
Yang, Jwing-Ming: The Eight Pieces of Brocade
Fotos: Blickpunkt / Ehrenreich
Trigramme: Friedrich, Andreas W:
Den acht Übungen vorangestellt wurde jeweils ein Trigramm aus dem *I Ging*; diese Zuordnung möchte auf einen möglichen Zusammenhang zwischen dem Gehalt einer Übung und dem Sinn des angegebenen Hexagramms hinweisen.

Nachwort

Wunsch und Perspektive

Die Angabe von Varianten erhebt nicht den Anspruch auf Vollständigkeit. Die hier vorgestellten Übungen sollen anregen und ein selbstständiges Tun initiieren.
Ich wünsche mir die Öffnung zu einer Vielfalt von Übungsvarianten des *Ba Duan Jin*, die die Prinzipien des *Qi Gong* verwirklichen, und hoffe auf eine rege Reaktion und einen lebendigen Austausch.
Freuen würde ich mich über Anregungen, Kritik, Verbesserungsvorschläge, weitere Literaturhinweise und vor allem über die Mitteilungen persönlicher Erfahrungen.
Sofern Sie die ACHT EDLEN ÜBUNGEN in einem laufenden Wochenkurs oder in einem Wochenend-Intensivkurs erlernen oder vertiefen möchten, fordern Sie bitte das aktuelle Semesterprogramm an:

TAI CHI CHUAN INSTITUT
ANDREAS W FRIEDRICH
Waldpromenade 12
D – 82131 Gauting
Tel: 089 / 850 12 35

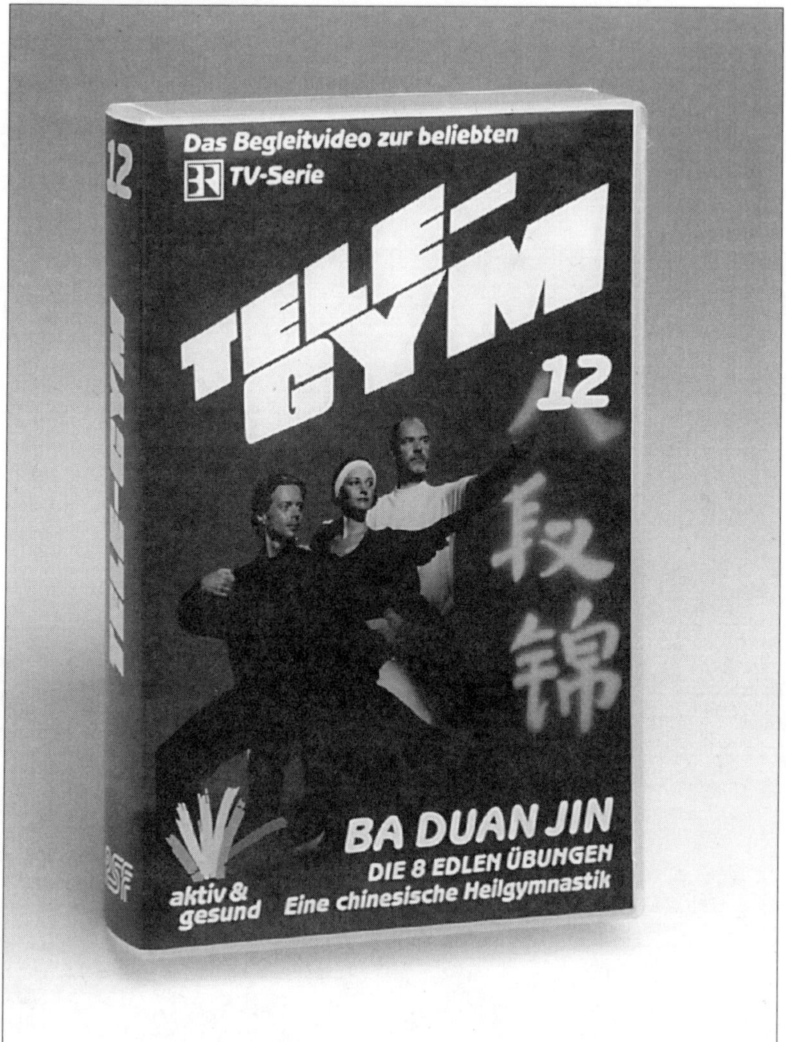

PSF Film + Videoprogramm GmbH

Haydnstraße 11
D - 82327 Tutzing

Telefon 08158/7776
Telefax 08158/7779